失われた
悲しみの場に

うつ病の心理

内海 健 著

誠信書房

まえがき

私たち臨床家は、うつ病に対して、少し楽観的になりすぎてはいなかったでしょうか。一昔前、この疾患はむしろ少数派だったように記憶しています。いわゆる当時の「分裂病」や「神経症」の症例が多数を占めるなかに、うつ病の方が来られると、にわかに現実的な時間が流れはじめ、人心地ついたものでした。誠実に対応しているうちに、多くの事例は回復してゆき、自分も多少は人のために役立っているのだと思わせてくれました。むしろこちらが励まされていたのかもしれません。しかし今や外来は、気分障害や不安障害の人たちであふれかえっています。病像はかつてほど明確ではなく、どこかで不全感を感じながら、あわただしく時間が流れていきます。そのなかに、時折、統合失調症の患者さんが現れると、自分が精神科医であったことがあらためて思い起こされ、ほっとした気持にさせられます。こういう感覚を持つのは私だけではないでしょう。

このところ憂慮されるのは、精神科の病気を語る言葉がどんどんフラットになっていくことです。とくにうつ病の場合、事態はいささか深刻です。一方では、厳密な検証もなされぬまま、なし崩し的にストレスや過労が原因とされ、他方では、半世紀もの間塩漬けになったままのモノアミン仮説がいまだに幅を利かせているのです。そして、まじめな人がかかり、かならず治るものであり、励ましてはいけない、といった類の解説が、定石として流通しています。

もちろんこうしたわかりやすい言葉によって、患者さんたちが随分と救われたのは確かでしょう。この病の脱スティグマ化に与ったことは否定すべくもありません。ただ、臨床家の脳髄までもが、こうした初心者向けの言説に漬かりきってはいないでしょうか。もしそうだとしたら、ときとして、そして潜在的には常に死の影がつきまとうこの病に、はたして立ち向かうことができるのか、はなはだ心もとないことです。こうした現況を踏まえて、本書では、うつ病の心理にあらためて焦点を当ててみることにしました。もちろんここでいう心理とは、身体と深く結びついたものですが、この疾患が「心の病」などと言われながら、今一番忘れられているのが、ほかならぬ心ではないでしょうか。

序章で簡潔にいくつかの問題を提示した後、第I部では、臨床場面の原則と、それを裏付けているうつ病の心性がどのようなものかを示します。とくに回復期については、独立した章を立てました。第II部では、うつ病のなかに身をやつしている双極性の問題について、双極II型障害と気質を中心に展開します。最後の第III部では、おそらくこれから臨床場面で重要になる、うつ病のメタサイコロジーに踏み込んでみます。とくに若い事例の検討は、この疾患の深層を垣間見せてくれるものと思われます。

最後になりましたが、この書を読まれた方に、うつ病がより立体的な像を結ぶことを、心から願っています。本書は臨床的な論考であり、多数の事例が登場します。それらはすべて実在するものではありませんが、かといって単なる創作ではありません。筆者が何らかの形でかかわった事例の断片を紡ぎ合わせ、さらに徹底的に改変を加えたものであることをおことわりしておきます。

目次

序章

うつ病の理解を深めるための三講

Ⅰ　抑うつの逆説について――一筋縄ではいかない症候学

最近のことですが、ある年配の精神科医が「最近はうつ病を診ることがあまりない」と話していました。彼は、しばらく前に大学を辞してから、街中の病院に開設された精神科外来で診療をしています。この発言を聞いて、怪訝に思う方も多いでしょう。私も少し驚きました。しかし彼は別にうがったことを言ったのではありません。すぐさま「このごろは、心因性のものばかりだよ」と付け加えました。伝統的な内因性／心因性という二分法を、けれんみなく適用すれば、こういうことになるらしいのです。

もっともそれほど簡単に割り切れるものでもないでしょう。むしろ、どちらとも決めかねるような病態に出会うことの方が多いのです。これは近年のうつ病臨床の特徴です。一方で、従来「内因性」と呼ばれたうつ病は、明らかに軽症化しています。闊達とまではいかないまでもよく話し、豊かとは言えませんが、感情表出もあります。他方で、ライフ・イベントやストレス、あるいは対人関係上の問題を背景として発症したと考えられる「うつ状態」が、爆発的に増加しています。そのなかにはうつ病へ移行する事例もないわけではありません。

こうして、かつて揺るぎないものとされていた内因／心因の落差が、今やなくなろうとしています。それに伴い、抑うつの臨床的解像度は、明らかに低下しました。耳を澄まし、目を凝らしても、なかなか感じ取ることができません。

それならいっそのこと、「内因性か心因性か」という問い自体を、撤廃してしまえばよいのではないか、と言いたくなります。実際、DSMやICDなどの簡便な診断基準が手元にあります。しかし、こうした操作的診断学の汎用が、さらに病理の解像度を落とします。うつ病臨床は、こうしたスパイラルのなかで、ますますめりはりのないものとなりつつあります。*

何が見えなくなっているのでしょうか。端的に言ってしまえば、それは「異質性」です。つまりは疾病の疾病たるゆえんにほかなりません。病気そのものが見えなくなっているのです。それはまた、この疾病における苦悩の、本来のありかたでもあります。こうしてみると、臨床的にずいぶんとまず

＊　現在流布しているうつ病概念は、一九六〇年代に精華をきわめた「状況論」に由来している。そもそも状況概念は、それまでの内因性／心因性を止揚するものであり、あくまで高いレベルで二項対立を解消することが目論まれていた。しかし理論の一般化の宿命にならい、それは現在の安直な心因論に行き着いた。そして他方に、脳神話というこれまた安直な器質論が生み出された。この二つがないまぜになったのが、今のうつ病概念の現実であり、これなら従前の内因性／心因性の二項対立の方がまだしも生産的である。

表 序-1　DSM-IV統合失調症の診断基準

A．特徴的症状：以下のうち二つ（またはそれ以上），各々は，一カ月の期間（治療が成功した場合にはより短い）ほとんどいつも存在。 （1）　妄想 （2）　幻覚 （3）　解体した会話 （4）　ひどく解体した，または緊張病性の行動 （5）　陰性症状，すなわち感情の平板化，思考の貧困，または意欲の欠如

〔APA（2002）『DSM-IV-TR　精神疾患の分類と診断の手引』高橋三郎・大野裕・染矢俊幸訳，医学書院，p. 125〕

いことが起きています。それゆえ今一度、抑うつの症候学を洗練するところから始めてみましょう。

直観診断の可能性

抑うつがもつ異質性とはどのようなものでしょうか。それは、うつ病をうつ病たらしめているものです。個々の症状をいくら枚挙しても、そこに到達することはありません。というより、個々の症状を、ほかならぬうつ病の症状としている、そうした「何か」です。

たとえば統合失調症を例にとってみましょう。表序-1に示すように、DSM-IVには五つの症状が列挙されており、そのうちの二つを充たすことが求められています。しかしこの診断基準には、ある決定的な項目が抜け落ちています。それは「ここに列挙した症状は、統合失調症性の性質をもつ」というものです。それなくしては、統合失調症と診断できない「何か」のことです。しかしそれと症状とを同列に置くわけにはいかず、当然のことながら抹消されています。

表 序-2　抑うつ状態の三つの逆説

気分	生気的悲哀	⇔	悲哀不能
意志	制止	⇔	焦燥
思考	微小	⇔	誇大

臨床場面で、異質性はどのようにして捉えられるのでしょうか。それはごく単純なことです。病者からやってくるものを虚心坦懐に感じ取ろうとし、そして病者にかかわろうとするとき、それは訪れます。つまりはある種の「直観診断」です。

もう一度、統合失調症を例にとってみましょう。この疾患の場合、異質性は電光石火のごとく到来します。まさに直観診断の名にふさわしいものです。それは出会いの端緒に、われわれを見舞います。あるいはかかわろうとしたときに、出鼻をくじくものとして与えられます。リュムケ（Rümke 1958）はそのことを「決して記述できないにもかかわらず、明確に感知できるもの」という表現で示しました。明証的なものとしてそこにあるのですが、しかしいざそれを表現しようとすると、口ごもらざるをえなくなるのです。

では、うつ病の場合はどうなのでしょうか。実は、統合失調症と対照的に、この疾患では、直観は作動しにくいのです。この疾患の場合に直観診断があまり議論にならないのには、こうした事情があります。もっとも直観が働かないわけではないのですが、しかし電光石火というわけにはいきません。同じく日常性に割り込んでくる異質性でも、統合失調症のそれが鋭角的に飛び込んでくるのに対し、うつ病の場合には、日常性のなかに身をやつし、紛れ込んでいます。「おちこむ」「やる気がしない」「身体が重い」、等々。異質性は身を潜めており、ある種の「擬態的」なあり方をとります。

それゆえ、うつ病者を前にしたとき、われわれの直観はともすれば拡散してゆきます。曖昧模糊とした煮え切らなさに、身もだえすることになります。しかしそのなかに分け入り、身をおいていると、次第に何かしら得体のしれないものに突き当たります。何か病んでいるうねりのようなもの、あるいはてこでも動かない岩盤のようなもの、そんな感触が与えられます。これこそまさに抑うつのもつ異質性です。

抑うつの直観診断は、「直観」というにはいささかエッジの鈍いものです。統合失調症の直観が与える狼狽感とはまた異なった、「逆説的」な性格をもちます。それはうつ病の病理のもつ逆説性でもあります。そしていくつかの顔を持っています。ちょうどそれは知・情・意の三つの領域にほぼ該当します。あるいはクレペリン（Kraepelin E）にしたがって、思考・気分・意志といってもよいでしょう。そして、そのそれぞれにおいて、ある種の逆説が見出されるのです（表序-2）。順次説き起こしてみましょう。

生気的悲哀と悲哀不能

かりにプレコックス・ゲフュール（Praecox Gefühl：統合失調症くささ）に当たるものをうつ病において求めるなら、「生気的悲哀」（vitale Traurigkeit）になるでしょう。これはシュナイダー（Schneider 1962）が内因性うつ病の重要な診断標識としたものであり、彼自身「準一級症状」とでもいうべきものとして位置づけています。

生気的悲哀とは、マックス・シェーラー（Max Scheler）の感情の層構造理論にもとづいた概念であり、深い層に位置する生命的感情が病んでいる状態とされます。それは、いわくいいがたい気分であり、その意を尽くす表現を見つけるのは難しいものです。七十四歳のときに、何度目かのうつ病相に見舞われたゲーテは、その気分を（Trübe Stimmung）、すなわち「鬱陶しい」と表現しました。感情あるいは気分といっても、心的というより、むしろ身体的なものです。しばしば身体に局在する憂鬱として現れ、頭の重苦しい感じ、胸の圧迫感などの形をとります。

他方、抑うつが悲哀と異なるものであることは、繰り返し指摘されてきました。たとえばフロイト（Freud 1917）は『悲哀とメランコリー』のなかで、悲哀が対象喪失に引き続いて発動される喪の過程であるのに対し、メランコリーでは喪失が否認され、患者は何を失ったかわからないと指摘しました。つまりは通常の悲哀感とは質的に異なるものであることを明らかにしたのです。

またシュルテ（Schulte 1964）は、そもそもうつ病の気分を「悲哀」と呼ぶことに対して、根本的な疑義を呈しました。彼は、うつ病者はむしろ悲しむことも喜ぶこともできないのであり、気分が沈下しているのではなく、気分が全面的に遮断された状態にあるとしました。そしてかの「悲哀不能」（Nichttraurigseinkönnen）という概念を提出したのです。

「生気的悲哀」と「悲哀不能」。この矛盾はどのように理解すればよいのでしょうか。単純に考えれば、先述したシェーラーの層構造を援用して、日常的な喜怒哀楽が脱落する一方で、下層の生気的感情が悲哀の色彩を帯びるというふうにとらえることができます。実際、うつ病の発症にともなって、通常の感情は消退しはじめます。たとえばランゲ（Lange-Bostroem 1946）によると、抑うつ気分はさまざまの色合いを帯びることがあります。比較的軽い例では、悲哀は目立たず、むしろ、楽しさとかうきうきした情の動きがまったく体験されないことです。健康時に患者を支配していた生の価値が何らの感情反響をも呼び起こしません。夫や子ども、両親や婚約者などへの愛情も色褪せ、職務や道楽にも関心が薄れます。ある患者は、受診にいたったいきさつについて、長年のタイガースファンであった自分が、二十年ぶりの優勝をまのあたりにしても、心がまったく浮き立たないことに驚愕したと述べました。

しかしうつ病者の気分の異質性に迫ろうとするなら、悲哀不能は生気的悲哀と一体になっている、そのように考えてしかるべきでしょう。彼らの気分は生命的なうねりのようなものから発する悲哀に満ちていると同時に、何か生命的なものが涸れてしまっている、そういった矛盾をかかえているのではないでしょうか。ランゲの記述をもう少し読み進むと、次のような一節に遭遇します。

> 患者の全身を満たし、患者の表現にも見紛う方もなく現れるのは真の悲哀感である。この悲哀には必ず深刻で払いのけようのない憂いという性質がある。……そもそもうつ病者の抑うつ気分は何か〝生命的〟なものを具えていて、それは制止されてもいれば奇妙に重苦しくも感じられもする肉体全体に満ちている。
>
> （傍点引用者）

表 序-3　抑うつ気分の逆説と DSM-Ⅳ

生気的悲哀　vitale Traurigkeit (Schneider)	
→　DSM-Ⅳ　①憂鬱な気分	
悲哀不能　Nichttraurigseinkönnen (Schulte)	
→　DSM-Ⅳ　②興味，喜びの減退	

深読みすれば、抑うつの根本気分をめぐる二つの成分は、DSM-Ⅳにおける大うつ病エピソードの診断基準が、そのどちらかを満たすことを要請する。①憂鬱な気分、②興味、喜びの減退に対応します（表序-3）。①はおそらくはシュナイダーから由来したものですが、②についてはシュルテによるものかどうか、知る由もありません。いずれにせよ、DSMを生かして使うには、患者の気分に内在する逆説、つまりは異質性を、常に心に留めておくべきでしょう（大前ら 二〇〇八を参照）。

制止と焦燥

うつ病においてもっとも捉えやすいのが制止（抑制）と焦燥でしょう。気分の症候学が難しいのとは対照的です。うがった見方をするなら、DSMは信頼度が低く、操作診断学に向かない気分の症状を機軸にすることにより、うつ病概念を拡大することに寄与したと言えそうです。というのも、抑うつ気分の信頼度を上げるためには、それを誰にでも分かるようなフラットなものにしなければならないからです。

制止は、患者の日常に即して、行為や思考の各局面で捉えられます。朝、新聞が読めない、献立が考えられない、など。決断不能、集中力の低下なども、制止の一環として考えられます。鈍重でこびりついた頭、どうにも沸いてこない気力、重たい身体。なじみある症状です。

焦燥はほぼ必発の症状です。外的なもの、つまりは髪の毛をかきむしったり、檻の中の熊のように部屋の中を歩き回ったりなどは、あまり見かけなくなりました。しかし、ほとんどの患者が、内的な焦燥に駆り立てられています。じりじり、いらいら、ぴりぴりなど、色調は事例によって異なりますが、聞いてみればたいていは肯定されます。

この制止と焦燥を、それぞれ別のものとして列記するのではなく、組み合わせてみると病像がより立体的なものとなります。患者は「おっくうなのにいらいらしている」のです。単に、「気力がない」「意欲がわかない」のではないのです。「自分が怠けているのではないか」「もっとしっかりしなければ」と病気を認めたがらない患者も、他方で焦燥があることに気づくと、自分が奇妙な事態に陥っていることを、にわかに実感するようです。

制止と焦燥の二つの症状を連結させることは、何も新規なことではありません。たとえば、シュナイダーの流れを汲むヴァイトブレヒト（Weitbrecht 1947）はうつ病の主要症状として、次の三つを挙げました。①身体感情の変化を伴う抑うつ、②制止あるいはその代わりにくる焦燥不安、③原発性罪業感。つまりヴァイトブレヒトは、制止と焦燥を同じ根っ子をもったものとして捉えたのです。

これはさらに、両者が同時に存在する、という逆説まで推し進めるべきでしょう。それは臨床的にさほど困難な作業ではありません。共存し得ることを念頭に置いておけば、ほどなく「やろうと思ってもどうしても動けない」「気ばっかりあせって身体がついていかない」といった患者の言葉が発せられるでしょう。ここでさりげない表現に流されず、二つのモメントに引き裂かれた様態を感じ取らねばなりません。こうした矛盾に突き当たって、われわれも患者も、抑うつの深刻さが少し理解できるようになります。

観念の微小・誇大

ヴァイトブレヒトは、前記の三つの主要症状のうち、①の抑うつ気分と、②の制止・焦燥不安が非特異的であるのに対し、③の原発的罪業感をうつ病固有のものとして重要視しました。ここで「原発的」という言葉に注意しましょう。ここに彼の慧眼があります。通常の症候学では、うつ病の観念は二次性のものであるとされます。つまりは気分から演繹できるというのです。妄想でさえ、二次妄想とされるのです。

これは完全に誤りです。というよりセンスが悪すぎます。およそうつ病の妄想ほど、確固として、ゆるぎなく、人を寄せ付けぬものはありません。罪業、心気、貧困といった妄想内容は、世俗的なものであり、抑うつ気分から了解できるように思えるのかもしれません。しかし一度でもうつ病の妄想に立ち会えば、その異質性を見誤ることはありません。まさに真性妄想の名に値します。

うつ病が妄想性疾患として現れうるということは、押さえておくべきことです。一九世紀の前半にエスキロール（Esquirol J E D）がメランコリーを解体したとき、それは一方では、主に悲哀と抑うつを示すリペマニー（lypémanie）となり、他方では熱情を伴い限定された対象に向かう慢性の狂気であるモノマニー（monomanie）となりました。このうち前者がメランコリーの本流とされ、気分障害としてのうつ病への道筋が作られました。しかしうつ病は思考や観念の病いにもなりうるのです。

その際、その観念が指し示す方向は「微小」です。おのれが取るに足らないものであり、汚れたものであり、無価値であり、それればかりでなく害をなすこともあります。罪深さ、穢れ、無価値といった観念に支配されます。

「迷惑をかけている」「すまない」といった、些細にみえる発言も、こうした微小感の現れです。そしてかたくなです。慰めや訂正を寄せ付けません。気分の蔭に身をやつしていますが、一見、了解可能なようでいて、妄想的とさえいえるような様態をとります。そして微小は誇大へ反転します。

「私がいなくなって迷惑をかけている」「取り返しの付かないことをしてしまった」といった発言の裏には、世界の罪を一身に背負い、自分がいなければ皆が駄目になってしまうという「しょいこみ」があります。思わぬところでグロテスクな誇大性に突き当たり、ときにはうんざりさせられることもあります。

この万能感は、一方では、原発的罪悪感から患者を免れさせ、一縷の希望を与えるものとなります。しかし他方では、患者を圧倒し、押しつぶすものともなります。つまり、観念の誇大は一転して自己を死の淵へと追い込みます。

このように、微小は誇大へ、誇大は微小へと反転し、突き抜ける回路が開かれているのです。

気分の症候学を洗練させることは、治療的にも重要な意義をもちます。統合失調症と異なり、うつ病者にはできるかぎり症状を事細かに聞き、いかに彼らが異質な気分性のなかにとらわれているかを推し量ることが求められます。われわれは異質なものとの出会いにおいて、はじめて患者の苦悩に触れることができます。患者は症状を対象化して、いくぶんか気分や観念からの自由を得ます。「悲哀不能」を見出したシュルテの言葉を引いておきましょう。

患者は、彼らの状態の了解不能性を沈黙裡に肯定することの方が、押し付けがましさを混じえて感情移入可能を断言されるより、〈了解〉され受容されたと思うだろう。

II　うつ病をみたら双極性を疑おう――「内因性」の新しい形

気分障害の臨床では、少しちぐはぐなことが起きているといってよいでしょう。堅苦しい表現をすれば、外延と内包が異なった方向を向いているのです。

気分障害の外延は随分と広がりました。たとえば「気分と調和しない精神病症状」をもつものまでが、その版図に組み込まれました。うっかりすると、相当かけ離れた事例までもが気分障害と診断されてしまいます。しかし何といってももっとも目立つのは「うつ病」の爆発的といってもよい増大です。かつては十万人をようやく超える患者数が、いまや百万人に迫る勢いです。

ところが気分障害の中核部分では、うつ病と躁うつ病の二元論が解体しつつあります。一九七〇年代に北米で軽躁をともなううつ病が報告されたときは、ほとんど見向きもされませんでした。しかし八〇年代に「双極スペクトラム」(bipolar spectrum) という概念が提唱され、さらには九〇年代にいたると、DSM-IV (一九九四) において「双極II型障害」(BPII) が正式な疾病として認められるにいたりました。

現在では、双極II型障害と単極型うつ病の有病率はほぼ同等ではないかという報告さえあります。注意深くみればみるほど、双極性の症例は増えるでしょう。それ以前に、もはや単極性／双極性という二分法が成り立たなくなっています。言い換えれば、「純粋な単極型」というのは、理念型でしかないのです。

そもそもクレペリンが教科書第六版で躁うつ病概念を確立したとき、うつ病はその一様態として位置づけられていました。つまりは躁うつ病の下位群だったのです。それが二十世紀の中葉にいたると、レオンハルト (Leonhard 1957)、アングスト (Angst 1966)、ペリス (Perris 1966) らの研究が提出され、単極型と双極型の二元論へと展開しました。さらにテレンバッハ (Tellenbach 1961) の大著『メランコリー』が登場し、わが国で病前性格-発病状況論が洗練されるとともに、単極型うつ病が気分障害を代表する疾患となります。それは一定の了解可能性と標準化された治療法を獲得しましたが、他方で楽観的な予後に支えられつつ、次第に安易な一般化に流れ始めました。そして厳密な検証を経ないままに、うつ病概念は膨張してゆきます。こうして取り残された少数の「躁うつ病」との間に、大きなギャップが生じたのです。

このように振り返ってみると、近年の気分障害の臨床で、なぜ双極性の見落としが深刻な問題となっているかが納得できるでしょう。いや、深刻であることは、まだ認識されていないかもしれません。もはや「純粋な単極型」などないとしてかからなければならないはずのところに、単極型と双極型の狭間に大きな空白が開かれているのです。

双極II型障害という病

この空白を埋め合わせるのが双極II型障害という類型です。もっとも、本来はスペクトラムの発想に立つなら「類型」を置くのはその精神に反するかもしれません。だが、取りあえずは中継地点を作っておくことが必要でしょう。そしてこの類型には、現在の気分障害の問題が集約されています。

双極II型障害とは、大うつ病エピソードに軽躁病相をあわせもつ気分障害の病型です。定義上はただそれだけのことですが、わずかに差し挟まれた軽躁病相が、次に示すような大規模な臨床的効果を及ぼします。ちなみにこうした症例が示す双極性（bipolarity）の臨床標識を表序-4に示しておきます。

1．極性がクリアでなくなる

これには二つの意味があります。一つは縦断的なものです。単極型および双極型の経過が、くっきりとしたカーブを描いて発生から終息に至るとすれば、双極II型障害ではこうした明確な病相が形成

表序-4　抑うつ状態のなかの双極性

抑うつの出現様式
不全性（症状発現が不揃いになりがち）
易変性（変動しやすい，特に内因反応的 endoreactive な変化）
部分性（抑うつの出現に選択性がある）
比較的特異な症状
焦燥（いらいら，ぴりぴり，不機嫌）
聴覚過敏
関係念慮
行動化（過量服薬，リストカット，飲酒，過食など）
コモビディティが高い
パニック障害，摂食障害，アルコール依存など
病前性格
マニー型成分の混入
抗うつ剤への反応
しばしば軽躁転，病相頻発
非定型的な反応

〔内海 1997〕

されにくいのです。変化も速く唐突となる傾向があります。逆にゆるぎない経過曲線を描くのであれば，うつ病相と軽躁病相しか示さなくとも，治療上は双極Ⅰ型障害に準じて考えてよいでしょう。

いま一つは，横断的なものであり，うつ状態のきれいなフォルムが析出しにくいという傾向です。症状が出揃わなかったり（不全性），変動しやすかったり（易変性），出現に場面依存性があったり（部分性），従来のうつ状態から考えると，いかにもちぐはぐです。それでも「取りあえずうつ状態だろう」という曖昧な認識に押し流されてしまうことが多いものです。

2．混合状態になりやすい

1を推し進めると、ほどなくたどりつく帰結です。DSM-IVのような操作的診断学は、混合状態を大うつ病エピソードと躁病エピソードの混合という機械的な定義になっていますので、双極II型障害では混合状態は除外項目になっています。これは明らかに臨床に背馳《はいち》します。双極II型障害ほど混合状態がおきやすい病態もありません。

一言でいえば、混合状態とはアマルガムのようなものです。まとまりがつかず、とらえどころがありません。患者にしてみれば、ちぐはぐなベクトルに引き裂かれたような事態です。不安惹起性が高く、混乱、困惑に陥れられやすいのです。

3．疾病の領域を横断しやすい

現代風にいうとコモビディティ（comorbidity：二つの疾病が併存すること）という言葉で言い表される事態です。双極II型障害はさまざまな疾病と結びつくことがあります。たとえば不安障害、強迫性障害、ヒステリー、物質依存、摂食障害、パーソナリティ障害など、ざっと挙げても多岐にわたります。もちろん従来のうつ病や躁うつ病でも、その周縁にさまざまな疾患との移行領域があります。しかし、まず頻度において比較になりません。

また、かつてなら、疾病のヒエラルキーのようなものが確立されていました。たとえばうつ病と不安障害があれば、後者はうつ病の一症状と無理なく考えられました。しかし双極II型障害の場合には、ほかの疾病との共存が、まさにコモビディティという名にふさわしく、並び立っていることがあります。少なくともそのように見えることが多いのです。伝統的な発想からすると、なじみにくい現象です。

4. 疾病と人格が相互浸透しやすい

双極II型障害でもっとも警戒すべきコモビディティはパーソナリティ障害です。通常のうつ病の場合、一部に慢性化、遷延化する事例があり、そのなかにはパーソナリティ障害的な傾向が示される場合もあります。しかしそう頻繁に起こることではありません。病気と病人、疾病とその主体＝患者とは別のものです。まず健常な人がいて、そこに異質なものとしての疾病が生じ、それが人生のなかの例外的な一時期、すなわちエピソードとして位置づけられます。至極当然のように思えます。

しかし双極II型障害ではしばしばそうもいかないのです。この類型では、病気と性格、疾病と人格が相互に浸透します。〈state〉、つまりは疾病による状態なのか、〈trait〉、すなわち人格の特徴なのか、見分けがつかなくなるのです。そして疾病が人格を侵食していきます。士気低下（demoralization：病気を治そうという気持ちや病気が治るだろうという希望をなくすこと。しばしばモラルの低下を招く）がいったん始まると、その進行は急速です。また、病相がエピソードという形で限局されにくいのです。しばしば人生そのものが病気の舞台となります。双極II型障害は躁うつ病（ＢＰＩ）よりもなお波瀾に富んだ人生行路を歩みます。

5. 1〜4の特性は、医原性に惹起されやすい

上記のことは、双極性の見落としによってもたらされることがほとんどです。少なくとも臨床的にはそう考えてしかるべきでしょう。とりわけ抗うつ薬によって惹起される傾向が強いことは、常に念頭においておかなければなりません。

境界性パーソナリティ障害との鑑別

双極II型障害の臨床でもっとも大きな問題の一つは、境界性パーソナリティ障害（以下、ＢＰＤ）との鑑別です。実は両者の間にどのような関連があるのかは、切実な課題でありながら、いまだに決着がついていません。要約すれば、双極II型障害の病気の転帰としての境界性パーソナリティ障害がありうるかということです。すでに八〇年代よりアキスカル（Akiskal H S）やガンダーソン（Gunderson J G）などの論客によって議論されてきましたが、いまだに決着をみません。これについて私見を述べるなら、双極II型障害においてＢＰＤと似たような状態は起こりますが、両者はあくまで別物です。そして鑑別はそれほど難しいものではありません。以下に要諦を示してみましょう。

1．病前からＢＰＤの人格特徴があったのかどうか検証する

あたりまえのことですが、双極II型障害は気分障害であり、ＢＰＤはパーソナリティ障害です。前者の経過が長引けば、あたかも人格特徴（trait）のように見えなくもありません。しかし発症前にさかのぼってみればすむことであり、人格特徴の有無を確かめるのはそれほど難しいことではありません。単純な鑑別点ですが、存外見落されています。

2．生産性の有無について調べる

ＢＰＤはそのひきつける見かけとは対照的に、仕事などにおける達成が低いものです。瞬発力はあるのですが、長続きしません。この落差は一度つかんでおけば、だいたい見誤ることはないでしょう。それに対して双極II型障害では、少なくとも病間期には一定の、あるいはすぐれた生産性をもちます。場合によっては病相期においても高い生産性を示します。

3．対象関係のあり方から診断する

ＢＰＤは、理想化（idealization）と価値下げ（devaluation）のスプリッティングという独特の対象関係を示します。典型的には次のような一連の過程をたどります。

治療者が患者に対して、何とかしてあげようと思います。実際、そうさせるような力がＢＰＤには

あります。患者は尽力する治療者を理想化します。その評価に応えようと治療者はさらに力を尽くします。患者の要求はますますエスカレートしていきます。そうこうするうちに、患者の要求にすべて応えるわけにはいかなくなります。治療者のなかにネガティヴな感情が芽生えます。そのとき、患者はにわかに価値下げに転じ、こき下ろし、攻撃します。この手のひらを返したような豹変に直面して、治療者はやっと患者の病理に気づきますが、時すでに遅く、身動きがとれなくなっています。ＢＰＤの診断は、実際のところこうしたあり方から行っていることが多いのです。

双極II型障害でも、力動的病態水準は境界例レベルとなることが多いのですが、実際の臨床場面で、スプリッティングがみられることはまれです。

4. 他人の人物描写をさせてみる

これは神田橋條治（二〇〇五）の見解です。ＢＰＤという触れ込みで来院した双極性障害の人に、他者の心理を観察・推量させてみると、本来のＢＰＤとは異なって、実に的確な描写をするとのことです。

実際、双極II型障害の患者は人の気持ちを汲んだり、周囲の人たちの相関図を読みとったりするのに秀でています。病相期では、これらの能力が空回りして、頭の中がいっぱいになってしまうような状態となりますが、それでも的確な他者批評は可能です。

5．医原性ではないかと疑ってみる

鑑別の端緒はまずこれです。ＢＰＤだと思ったら、一度は医原性ではないかと疑ってみる必要があります。とりわけ抗うつ薬で悪くなっていないか確認します。ＢＰＤという触れ込みで紹介されてきた事例のなかには、医療にかかるようになってから、リストカットや過量服薬を始めた場合が多いのに気づかされます。

内因性の再評価

一見、時代に逆行するように思われるかもしれませんが、近年のうつ病臨床では、「内因性」という概念を再評価する必要があるように思います。それはとりもなおさず、双極性の病理を重要な指標とすることに他なりません。それも明らかに目に付くものではなく、微細な、ときとして何かに身をやつした徴候を見落とさないようにしなければならないでしょう。

純粋な単極型はない、それは理念型にすぎない、と言いました。それはとりもなおさず、内因性のうつ病であるかぎり、一見単極型にみえようとも、いくばくかの双極性が含まれている、ということを意味しています。

すでに前章で、抑うつ状態が仔細にみると逆説的な様態であることが確認されました。すなわち生気的悲哀と悲哀不能、焦燥と制止、そして観念における誇大と微小。こうした交錯する躁鬱両極への

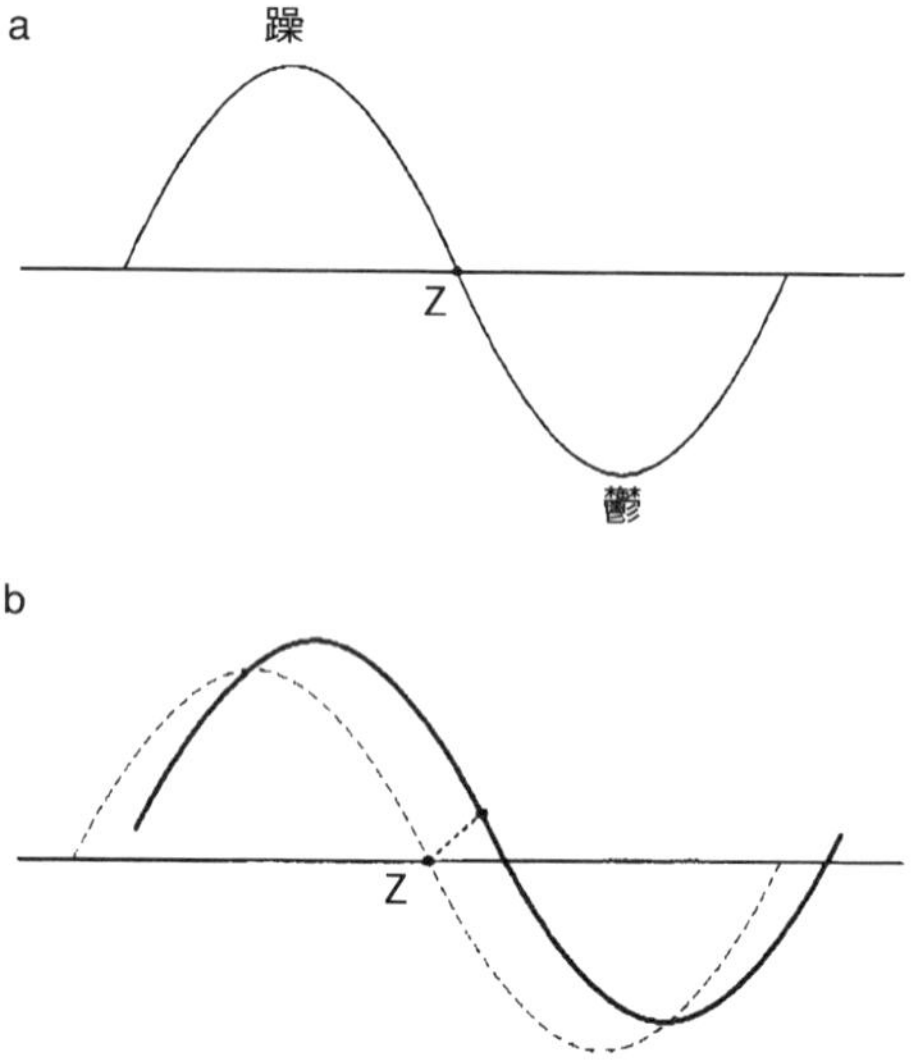

図序-1　a, b

ベクトルが、気分、行動、観念のなかに胚胎しています。これらはうつ状態として収束している場合もあれば、混合状態といういささかやっかいな病態にいたることもあります。

双極性とは単に鬱と躁の両極性の成分が交代することではありません。同時に存在しうることです。さらに押し進めれば、病理の成分ではなく、むしろ総体であり、現象の背後で、通奏低音のように鳴り響き、うねっているようなものです。

理解の助けとして、一つの図を示しましょう（図序-1）。たとえば躁と鬱のクリアな病相が交代して現れたとします。しばしば行われるように、それをサインカーブで表します（図序-1a）。ここで躁から鬱に移行する地点、Zに着目しましょう。ベースラインを横切る所です。ここは躁でも鬱でもない、いわ切る所です。

ゆる正常な気分（euthymic）の地点でしょうか。そうではないでしょう。

逆にこのゼロ地点のようなものがあるとすれば、そこでは気分障害の純粋な病理が出現するでしょう。それを示したのが図序-1bです。すなわち本当の病気は、線の上下ではなく、それを可能にしている地の変化です。ここにおいて双極性は内因性に接続するのです。


ではなにゆえ、この双極性をそのなかにはらんだ内因性が、かつては純粋な単極型であるかのような現れ方をしたのでしょうか。さまざまな要因が考えられますが、メランコリー親和型や執着気質といった性格防衛が大きく関与していたのは確かでしょう。そこには当然これらの性格を適応的なものとしていた社会背景が加わります。

こうした「構造的なもの」からの規定により、双極性はそれほど強く噴出することはなかったのかもしれません。躁的成分は、健常時には勤勉の倫理のなかに吸収され、発病してもなお、焦燥や「休めない」といった頑固さなどにとどまり、大きな逸脱を免れていたのでしょう。つまりは躁をうまくさばくような文化のシステムが機能していたのです。こうした背景のもと、内因性の気分障害は、大部分の単極型と、一部の双極Ⅰ型障害に分離するという布置を示していました。

ところが近年、こうした類型化がかならずしも成立しない事情が起きているらしいのです。たとえばメランコリー親和型性格は衰滅しつつあります。それはとりもなおさず、この性格防衛が有効に作動しないような社会的背景、たとえば勤勉の倫理の衰弱、権威の失墜、価値の多様化・矮小化などが

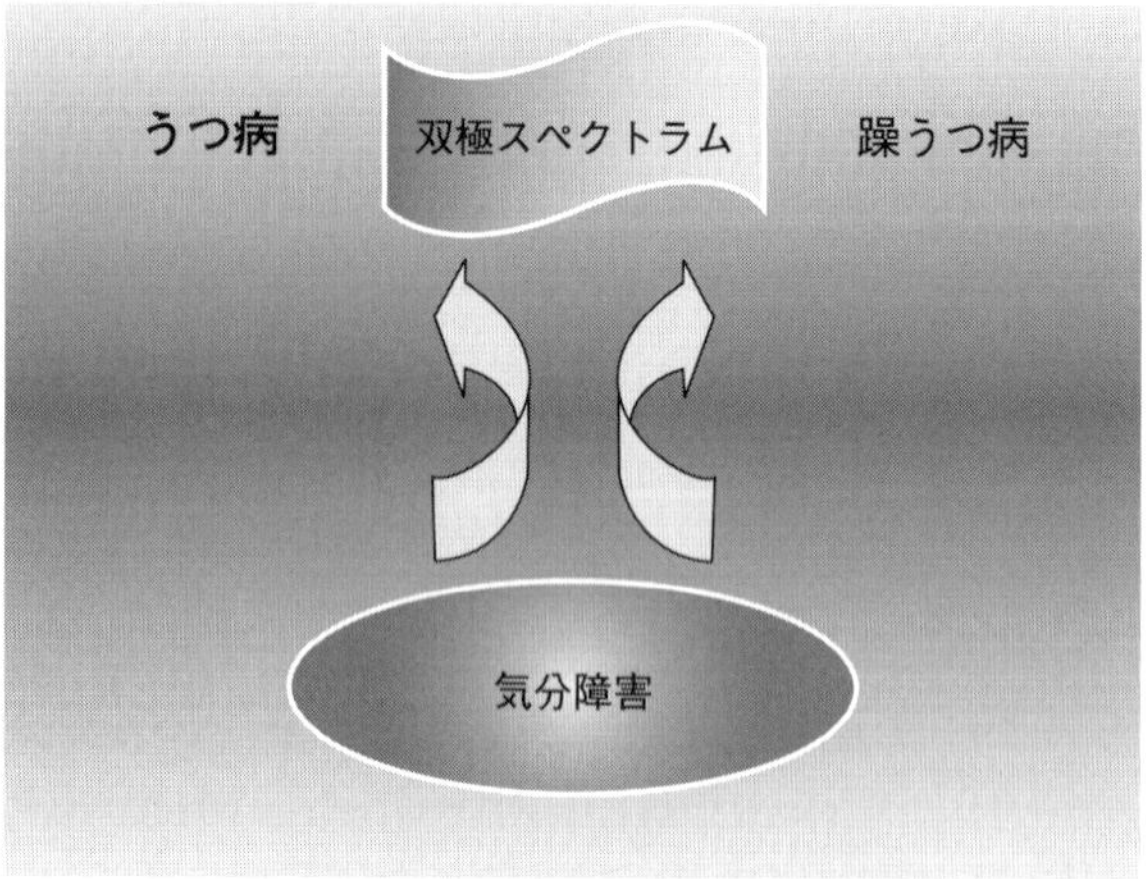

図 序-2　双極スペクトラムへの展開

進行していることによります。そして気分障害は、単極型に一極集中することなく、スペクトラムとして分散化しつつあるのです（図序-2）。

かつて、メランコリー型が時代遅れになりつつあることをいち早く指摘した飯田（一九七八）は、マニー型（躁病の病前性格。第四章参照）により適応的な時代の到来を予測しました。たしかに躁にはめられていた箍《たが》は緩められました。より解放され、マージナルな生が可能となったようにみえます。だが一方で、いったん事例化し、病的なものが溢れ出るとき、それは収束しがたいものとなるかもしれません。あるいは躁や鬱といったクリアな形態を取ることなく、無軌道な臨床像をとるかもしれません。そうなると、軽症うつ病にならされた臨床では、太刀打ちできないのではないかと危惧されます。いまや気分障害の臨床は、悪鬼や天使のごとく神出鬼没する彼らの病理に戸惑わず、機敏に対応することが求められているのでしょう。

III　同調性について――古くて新しいマーカー

かつてうつ病臨床に奥行きを与えていた病前性格論は、八〇年代以降、衰滅の道をたどることになります。その背景には、メランコリー親和型性格の減少、DSMに代表される表層的な診断の蔓延、生物学の隆盛などが挙げられるでしょう。

洗練された了解の補助線としての状況論もまた解体され、残されたのは、塩漬けになったままのモノアミン仮説や、機械論と見まがうようなストレス学説などです。そこには了解可能と不能が相打ち、対峙している緊張はもはやありません。病前性格論もまたこの流れのなかで通俗化され、安直な図式として流通しています。

メランコリー型が少数となった今、かつての性格論は臨床の実情にそぐわないものになっています。にもかかわらず「真面目な人ががんばってうつ病になる」といった類の言説が、相変わらず幅を利かせているのです。もはや病前性格論は命脈が尽きようとしているのでしょうか。

だが、すでにこれまでに論じたように、二元論が解体し、症状の斉一性やクリアな類型がかならずしも成立しない現在、あらたな臨床指標として、性格や気質は有効なものとなり得るのではないでしょうか。また、服薬や休息といった治療だけでは、寛解導入が困難なケースも増えており、そうした事例に対する精神療法の糸口を与えるものともなりえるでしょう。もう一度、うつ病に対する了解の補助線としての病前性格に注目してみましょう。

同調性という共通基盤

病前性格論の系譜を簡単に振り返ってみましょう。気分障害の病前性格として、まず第一に挙げられるのは、クレッチマー（Kretschmer 1921）の「循環病質」です。それは次のような特性をもちます。

（1）社交的、善良、親切、温厚
（2）明朗、ユーモアがある、活発、激しやすい
（3）寡黙、平静、陰鬱、気が弱い

第一群は循環病質に共通の根本特徴であり、通奏低音のようなものです。それに第二群と第三群が、気分の極性を構成しています。第二群は軽躁型、第三群は抑うつ型の人格特徴です。純粋な形で現れることもありますが、多くは混交しています。

これらは双極性障害の病前性格として考えられていますが、クレッチマーの時代は一元論の時代ですから、そこにはうつ病も含まれています。彼はそれを「循環性」として提示しました。そして疾病と性格の間に連続的な移行が想定され、循環気質↓循環病質↓躁うつ病という図式が形成され

たのです。

クレッチマーの構想には、いくつかの問題点がありますが、ここで重要となるのは、次の二点です。一つは「循環性」についてです。この概念は、本来「分裂性」と対をなしています。これについてブロイラー（Bleuler 1922）は、分裂性が個体の環境に対する態度であるのに対し、循環性は時間経過における周期性を指しており、対称性をなさないと批判しました。クレッチマーが「循環性」という用語で示そうとしたのは、むしろ現実との接触が保たれ、共振していることです。それゆえ「同調性」と命名すべきであると主張しました。

この同調性の概念は、さらにミンコフスキー（Minkowski 1953）によって洗練を受けました。それは分裂性とともに、事物、出来事、対人関係を含む広い意味での「環境」というものに対する、われわれの行動を調整する二つの生命機能です。両者は相補的であり、各人のなかで種々の割合で結合して、性格特性を構成しています。

分裂性とは、環界からの自律であり、個体化・個別化の原理です。それに対して、同調性は環界と共振する原理です。そのことをミンコフスキーは次のように言い表しています。

これを要するに、人生において、分裂性性格の過度の鋭角を和らげるものが同調性格であり、また同調性格の過度の表面性と拡散性を深めるものが分裂性性格である。同調性性格にとって困難なことは、絶えず逸し去ろうとする自我を捉えることである。彼はあまりにも環境のなかに生きる。分裂性性格者にとって困難なことは、現実への通路を見出すことであり、この通路の開鑿は必ずしも成功しない。

（村上　仁訳）

クレッチマーの構想のもつ第二の問題点は、気質↓病質↓疾病という連続的移行です。つまり、そこには疾病のもつ異質性が希薄なのです。単純に性格や気質のかたよりが次第に疾病に移行するという考えは、いささか凡庸な発想といわざるをえません。

分裂性という概念には、自律や個我の確立という健全な方向性とともに、孤立、疎外、独善といった病理性がすでにはらまれています。それゆえ統合失調症の心性を理解するのに有効な概念たり得ます。一方、そもそも環界との共振の原理である同調性には、異質性が希薄です。はたして気分障害の病理性へと接続することができるのでしょうか。

病理は気質にどのように胚胎するのか

気質とは、そもそも両義的性格をもちます。それは本来生かすべきものです。つまりは健康の原理です。他方、それは疾病へと進展する原理を含んでいます。すなわち、どこかに陥穽があるのです。では、同調性にはどのような病理の芽が見出されるのでしょうか。代表的なヴァリアントである、メランコリー親和型性格と執着気質についてみてみましょう。この二つが、同調性を基盤にもつことは、その性格標識をみれば多言を要しないでしょう。

メランコリー親和型性格

メランコリー型とは、テレンバッハ（Tellenbach 1961）によって「几帳面」「秩序志向」「対他配慮」の三徴からなる性格として抽出された単極型うつ病の病前性格です。ただし、単なる標識の寄せ集めではありません。そこには、患者と世界、主体と環界が関わるなかで析出する「生のあり方」が描かれています。

もうすこし展開してみましょう。ここには二つの成分が取り出されます。メランコリー型の「生の様式」をまず特徴づけるのは、手垢の染み付いたなじみある空間を、丹精込めて整え、しかるうえで、そこに住み込むことです。これが「几帳面」と、さらに「秩序志向」の半面です。

もう一つの特徴は、他者への尽力、献身です。この場合、他者とは具体的な人物というよりは、家や会社、あるいは上司という役割や伝統という価値などです。これが「秩序志向」のもう一つの半面であり、そして「対他配慮」の実際の姿です。

おそらくここで二つの側面が必ずしも整合的でないことに気づかれるでしょう。このことは津田（二〇〇五）が的確に指摘しています。前者は、環界を自分に同化しようとする原理であり、後者は環界に自己を合わせる原理です。この矛盾ははたしてどのように解消されているのでしょうか。

すでに気づかれたように、二つの相反する原理のつなぎ目に、「秩序志向」が位置しています。その半面は几帳面に、もう半面が対他配慮に接続しています。つまりこの類型が適応的であるための蝶番の位置にあります。それゆえ、秩序というものが自己本位と他者本位の両義性を保持しつつ、その矛盾を解消するものであることが求められます。

メランコリー親和型性格者は、対象からの一定の距離をもち、目標から一定の遅れをとるという様態にあります。つねに未済の状態であり、不全感をもち続けます。こうして「自分はまだまだ十分ではない」という思いに駆り立てられることが、彼らの尽力の源泉となっています。そしてこの志向する対象＝目標となるのが、まさに秩序という自他を超えたものです。秩序が第三の審級として機能し、二つの原理を解消するかぎりにおいて、この類型は適応的なものとなります。

執着気質

下田光造（一九四二）による「執着性格」を特徴づけるのは、次の二つの特性です。一つは、「一度起こった感情が正常人の如く時と共に冷却することがなく、長く其強度を持続し或はむしろ増強する傾向をもつ」とされる生理的指標であり、いま一つは、「几帳面」「凝り性」「徹底的」「熱中性」といった一連の性格標識です。

前者は生理的特性であると同時に、そこに過労状況が加わった場合に、正常人なら休養状態に入るのに対し、この類型では「疲憊に抵抗して活動を続け、従って益々過労に陥る」という発症への脆弱性を含んでいます。

後者については、下田はその病理的意義を論じていません。それらの性格特性は、一見してまとまりをもっているように見えます。ですが、もう少し突っ込んで吟味してみると、矛盾が内包されていることに気づかれます。たとえば「几帳面」と「熱中性」を対比してみましょう。両者はともに、この類型の重要な特性です。几帳面は執着気質者のもついわゆる「こだわり」です。つまりは我執であり、自己保全の原理です。他方、熱中性は対象との、あるいは環界との一体化です。それは陶酔であり、脱我の原理です。

執着気質の場合も、二つの相反する原理、すなわち我執と脱我という矛盾が胚胎しており、それを解消するものとして秩序があります。ただしこの場合、メランコリー親和型性格のように、距離や遅れという迂回がありません。徹底的に自己の秩序にこだわり、没頭することが、ひいては対象との一体化になるというよりダイナミックなものとなっています。距離はむしろ否認されます。

メランコリー型性格と執着気質は、二元論時代に枠組みを踏襲するなら、それぞれ単極型および双極型の病前性格をなします。前者が距離や遅れという媒介をもち、より性格防衛的色彩が強いのに対し、後者では距離は否認されます。躁的防衛ともとらえることが出来ますが、同調性が生のまま露呈しているという観があります。しかしいずれにせよ、同調性自体に矛盾が内包されており、病的な展開可能性をはらんでいることを見て取ることができるでしょう。

自己の確立をめぐって

「同調性」の優位が生の様式としての形を整えるとき、そこに病理の芽が含まれるのであれば、そもそもこの生の原理のどこに問題があるのでしょうか。

それはすでに紹介したミンコフスキーの一節に現れています。すなわち、「同調性性格にとって困難なことは、絶えず逸し去ろうとする自我を捉えることである」。多少図式的な言い方ですが、「分裂性」が寡少なのです。環界から自己を切り出してくること、対象の呪縛を断ち切ること、こうした切断の契機に乏しいのです。自己が同調性の波に押し流され、拡散し、溶解する危険をはらんでいるのです。

それゆえ、同調性優位の者が現実に適応するためには、どこかで自己の確立という問題をクリアしておかなければなりません。本当のところを言えば、先送りして時熟を待つのがもっとも賢明でしょう。それもかなわないのであれば、何かで代償しておく必要があり、それにはいくつかの代表的なパターンがあります。

しばしばみられるのが「同一化」です。それも過剰な同一化です。伝統的価値や社会的秩序を過度に尊重し、他者の意向に合わせ、そして役割を取り込み、自己を補強し、自己の鎧とします。モデルとなる先達を過剰に取り入れます。しかし、たとえばクラウス（Kraus 1977）が指摘するように、過剰な役割自己への備給の蔭で、本来の自己が貧困なままにとどまることになります。

「反復」もまた、単純ですが、重要な機制です。繰り返すことが、自己の確認をもたらし、そして生産性として報いられます。ときには空疎とも形容される単調な営為が、倦むことなく反復されることにもなります。また、強迫的な様相を帯びることがあります。これは気分障害の病前性格にかなり普遍的にみられるものです。

そして「自己愛」という機制があります。機制というよりは、むしろ同調性優位を敢えて自己の側面から言い換えたものに近いのです。フロイト（Freud 1917）はいち早くこのことを見抜き、メランコリーを転移不能な病態として、早々に分析治療の対象とすることから撤退しました。自己が確立不全であるということは、裏返せば、他者としての他者もまた確立されていません。それゆえ、自他が未分化であり、一皮むけば自己愛的な様相が露呈されることになります。

発病したあと、病相が終息せず、遷延化した場合には、病前の適応の良さからは想像もつかない同調性の病理が噴出することがあります。たとえば自分は庇護されてしかるべきことを微塵も疑わない自己愛、おせっかいや他罰性にみられる自他の区別がつかないこと、自律性のなさ、隠微で屈折した依存性と攻撃性の混交など。

もっともこれらは陰性の側面のみ強調しているのであり、同調性優位の者が常にこうだというわけではありません。通常は、歳月を経て、経験を積み重ねれば、成熟した自己が次第に析出してくるのでしょう。ただ、代償に終始し、自己確立が不十分のままにとどまる場合もあることは、想像にかたくありません。一見、大人に見えて、その性格防衛の殻が剝かれたとき、そこには聞き分けのない幼児が姿を現すかもしれません。あるいはたまねぎの皮むきのように、空虚が忽然と現れるかも知れません。

両価性の病理

しかしそれにしても、メランコリー親和型性格や執着気質において、同調性の病理は通常背景にとどまります。いったん性格防衛の鎧が機能しなくなり、うつ病が発症した後も、人生経験、社会的資産とともに、病前からの性格や気質は、若干の補正を要求されながらも、その美点とともに温存されて当然のものでした。実際、精神療法的な介入もそれほど有効ではなく、性格の微調整すら容易ではありませんでした。それ以前に回復可能性への信頼が、休息と服薬による保存的治療を正当なものとしていたのです。

これらの性格が、発病に至るまでの長い期間、病者を適応させてきたという正の側面を忘れてはなりません。病前性格であると同時に、適応の様式でもあったのです。そしてそれを可能にしてきたのが、社会全体の秩序志向、努力が報われる経済成長などに裏づけられた「勤勉の倫理」でした。

しかし、こうした社会背景が移り行くにつれ、従前の発症形式、つまりは〈同調性→性格防衛→代償不全〉という図式は、次第に成り立ちがたいものとなりました。つまりは、病前性格という中間項を経由せず、同調性の病理がそのまま気分変調に接続するようになったのです。

こうして、気分障害が新しい局面を迎えつつあります。そこではかつてよりはるかに心理へのまなざしが要求されることになるでしょう。ここでは若い気分障害にしばしばみられる両価性の病理について、秩序と他者という二つの局面から触れておきます。

秩序への両価性

テレンバッハはうつ病の発病状況として、インクルデンツとレマネンツという概念を提唱しました。前者は空間的、後者は時間的な布置です。インクルデンツとは、慣れ親しんだ秩序空間が硬化し、制約的なものとなり、閉じ込められた状況のことです。レマネンツとは、自分自身に遅れを取ることであり、負い目を負う状況です。両者はいずれもメランコリー親和型性格者のあり方を規定していますが、発病状況を構成するときには、これらが自家撞着に陥るとされます。この在り方は、いったん確固とした生の様式を確立した同調性優位の個体が、あくまでその様式にしがみつくことによって起こります。いわば秩序と心中するようなものです。

それに対して、自己確立の課題にこれから直面しようとする個体は、まだしがみつく様式というものがありません。同調性の波のなかで、まだ確たる自己の核や芯となるものがないのです。それゆえ、そのあり方はより流動的なものとなります。とくに秩序に対しては、両価的な態度をもちます。この心性は、かつて躁うつ病の病前性格について言われたものですが、とりわけ強い躁的成分をもたなくとも、若い事例には現れうるのです。

彼らは、どこかで自分の意味を与えてくれるものを求めています。ふわふわして定まらない、ときとして空虚となる自分を方向づけ、律してくれるものへの強い渇望をもっています。しかし、同時に傷つくことを恐れてもいます。同一化とは、何かと引き換えに行われるものであり、何を失うかはわからないにしても、起きるかもしれない喪失を恐れているのです。それゆえ、自己愛のなかに引きこもることになります。

あるいはより双極性の強い事例では、秩序は制約としての様相をもちます。自分に課せられた箍であると感じられます。それゆえ、つねに現状を乗り越えていく生き方を選択します。発展的な展開をすることもありますが、場合によっては、「転がる岩には苔むさず」を地で行くことになります。

かつては状況に風穴を開け、たえず革新的であろうとする個体に対して、ハイマート（故郷）として機能するものがあり、それが彼らに対して回帰する場を提供していました。たとえばそれは伝統的価値であり、家族であり、あるいは文字通り故郷でした。しかしいまや、そうしたハイマートが痩せ細っています。

現状の社会構造では、秩序や権威の凋落とともに、双極性はより発揮されやすく、同時により失調しやすい傾向をもっています。中井（一九七四）が予測したように、彼らの生は、ともすればその場その場かぎりで、投機や陶酔を志向するものとなりがちです。

対人過敏性

メランコリー型で対他配慮とされていたものは、対人過敏へと変換されます。メランコリー型は対人過敏ではありません。むしろシュトゥムプ（stumpf：鈍感）といった方がよいでしょう。彼らが過敏なのは、秩序や権威という匿名のものに対してです。

それに対して、若い事例では、面前の、そのつどそのつどの他者が問題となります。他者を通して、他者に認められて、あるいは他者に役立って、自分は始めて自分になるという病理が同調性にはつねに胚胎しています。そして相手に振り回されることになります。

ここで露呈する両価性は、他者に依存すれば、自分がなくなり、他者を攻撃すれば、やはり自分がなくなるという形態をとります。

対人過敏性がもっとも顕著に現れるのは、双極II型障害、とりわけ若い女性例においてです。彼女らには、相手が何を考えているのか、たいていのところはわかっています。余裕のあるときには、先を見越して対応ができます。二手三手先まで読みます。皆がうまくいっているのか、どこかで諍いが起きていないか、ということも、重要な関心事です。そしてたいてい、彼女らの勘はあたっています。見る間に、対人関係の相関図が、頭のなかに描かれます。

具合が悪くなると、それが裏目に出ます。読み過ぎ、気を使い過ぎ、疲れてしまいます。相手も自分と同じくらい読めるのではないかと思い、合わせ鏡のような一人相撲になります。場合によっては、自他の区別がつかなくなってしまいます。

こうした心理面に対する理解は、今後の気分障害事例とのかかわりにおいて、より重要性をもつことになるでしょう。メランコリー型の事例の場合には、患者の「資産」は豊富でした。したがって、治療においてそれを利用しない手はありません。しかし、より同調性の病理が顕在化するとき、気分障害は「自己の確立をめぐる病」という様相を見せることになるのではないでしょうか。そして、病気と気質が相互に浸透し、人生を舞台にして疾病が展開します。そこではより精神療法的なかかわりが重要になるでしょう。

病前性格論が衰滅するにつれ、臨床はその奥行きを失い、平板なものとなります。こうした性格論を実証性が乏しいことを理由に、幻影のように言うむきもあるかもしれません。たしかにメランコリー親和型性格には、一定の歴史的・文化的・地誌的制約があります。しかしローカリティを軽視するところに、よい臨床は生まれません。逆に、今の薄っぺらい診断学こそ、砂漠に生じた蜃気楼のようなものかもしれないのです。

第I部　臨床場面におけるうつ病の心理

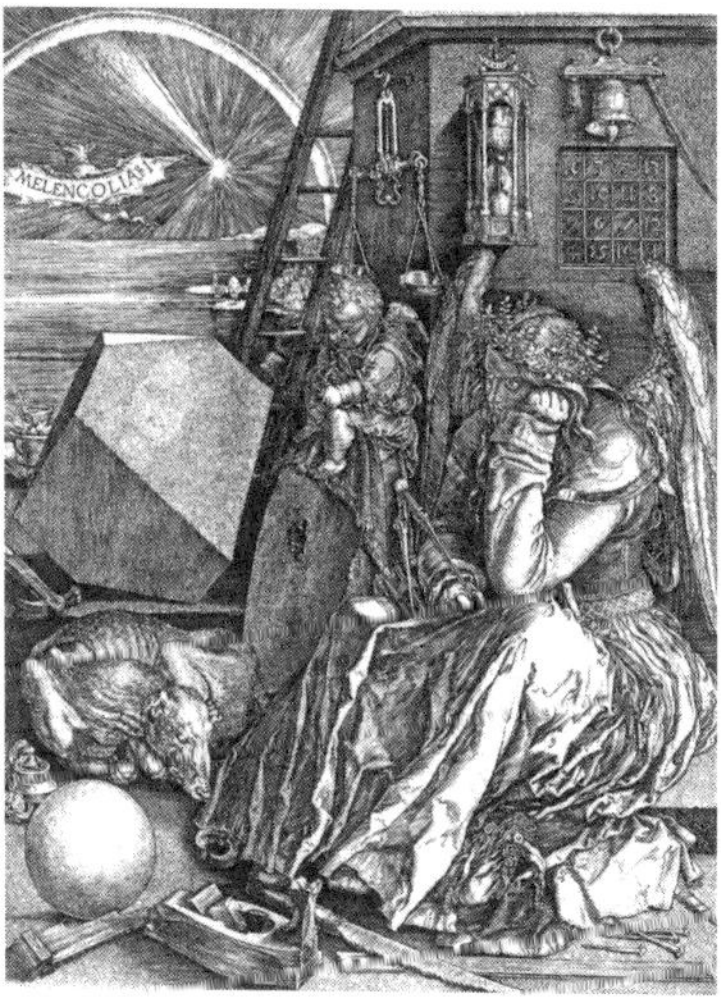

デューラー『メレンコリア　I』
〔Albrecht Dürer: Melencolia Ⅰ. 1514年銅版〕

第1章 精神療法の原則

Ⅰ はじめに

うつ病の精神療法には、一つのスタンダードがあります。すでに笠原は一九七八年に「小精神療法」と銘打って、その原則を提出しました。それは四半世紀を経た現在でも、うつ病臨床の基本となるものです。

「小精神療法」という命名が示すように、うつ病の精神療法は、身体療法、つまりは薬物療法を補完するものとして位置づけられています。同時に、そこにはこの疾患の心理に接することの難しさが含意されています。それゆえ笠原の原則は、臨床的な要請にもとづく、禁欲的な原則なのです。

しかし、この原則は、人口に膾炙されるにしたがって、安直なマニュアルとなりつつあります。文言だけが一人歩きするようになったのです。その蔭で、小精神療法として、あえて自己限定をした、あるいはせざるを得なかった、その意義が忘れられています。そうなると、早晩、この洗練された原則も擦り切れてしまうことになるでしょう。

これは臨床知が一般化してゆき、メジャーな言説になるときには避けられない命運でもあります。創業の精神はともすれば見失われてしまいます。だが、このまま使い捨てられるがままにしておいてよいのでしょうか。

日常のうつ病臨床において、精神療法には厳しい制約があり、節度あるあり方を遵守しなければならないこと、その背景には、実はその精神病理ないしは心理への配慮があります。そうしたことへの深いまなざしが、結果として地味な原則を生み出してきたのです。だが、こうした背景については、いままであまり語られてこなかった憾みがあります。

この章では、うつ病の精神療法のいくつかの側面について取り上げ、その背景となるうつ病の心理について考察を加えようと思います。

II　指示は明確に

「指示」は気分障害の臨床において、きわめて重要な構成要素です。指示が明確でないために、治療導入がうまくいかず、無策に抗うつ薬が処方され、患者は宙吊りの状態におかれ、不安といらだちのなかにあり、さらには遷延化し、場合によっては不幸な転帰をとる、こういった事例が近年とみに目に付くように思われます。

指示の重要性は、笠原（一九七八）の小精神療法の原則にもはっきりと示されています。以下に、その七つの原則を掲載します。

(1) 病気であることを医師が確認すること
(2) できるだけ早く、かつできるかぎりの休息生活に入らせること
(3) 予想できる治癒の時点をはっきりと述べること
(4) 少なくとも、治療中自殺を絶対にしないことを誓約させること
(5) 治療終了まで人生にかかわる大問題についてはその決定をすべて延期させること
(6) 治療中、病状に一進一退のあることを繰り返し指摘すること
(7) 服薬の重要性ならびに服薬によって生じうる自律神経の随伴症状をあらかじめ指摘しておくこと

この原則にしたがうなら、医者は「病気」であると「宣告」し、仕事や学業を「中断」させ、自殺をしないことを「誓約」させ、決定を「延期」させるのです。これを「指示」であると言わずして、いったい何と呼べばよいのでしょうか。

これらはすでに臨床的常識となった観があります。だが、人口に膾炙され、通俗化、マニュアル化の弊害が目に付くようになりました。とりわけ、これらの原則が「指示」、それも強い指示の側面をもつことがいささか忘れられつつあるようです。重要なことは、行為としての指示であり、通り一遍

に原則を踏襲すればすむというものではありません。指示が十分機能していないと思われる事例を以下に呈示してみましょう。

□症例A

初診時三十二歳　男性

元来、几帳面で責任感が強い。数年前から営業に携わり、トラブルが発生すると夜間・休日でも電話が入る状況となる。そのころより、電話の音を聞くとドキドキするようになるなど、緊張した状態が続くようになった。一年前には「もう、もたない」と思い、上司に相談して理解を得て、いったんは楽になったが、最近になってその上司が異動になった。そのころから風邪のような症状がなかなか抜けず、睡眠も浅く、また食欲も低下し、考えがまとまらなくなった。

産業医を受診したところ、自宅療養を指示されるとともに、社外の精神科クリニックに通院することになった。抗うつ薬が処方されたが、反応性は今一つかんばしくなかった。はっきりとした改善をみないままに、中途から主治医の勧めにより、週二、三日出勤するという不規則勤務が導入された。本人は穏やかな態度を崩さないながらも、どこかじれているような風情が見受けられた。三カ月ほど経過したある日、受診のあと、Aは産業医との面談を求め、診察の状況を次のように伝えた。

A　週四日勤務に関しては体調的にもちませんでした。

医師　それではまだ週四日は無理ですね。

A　気持ち的にあせりを感じ、頭が混乱しています。
医師　とにかく自分の体調を中心に考えるようにしてください。
A　一週間程度休職し心身ともに落ち着かせてから、リハビリを再開してみたいと思っているのですが。
医師　どうしたら良くなるかいろいろと考えることは良いことです。良いと思ったことはやってみてください。それで良くなればそれはそれでいいことですから。
A　産業医の先生に、処方薬の量を増やすことを考えてもみてはどうですかと言われました。
医師　そう言われましたか。では、一錠増やしてみましょう。

こうしたやりとりについてAは、「主治医はどちらかと言うと、自分のことは自分で考えてやってみなさい、というような考えに思えます。たしかに、自分の体のことは自分しかわからないですし……。やってみてだめなら、また自分で考えてね、というような感じです。今回の診察結果を受けてこれからどうしたものか、と思っています」と述べた。

その後、多少の処方変更のあと眠気が強くなったのに対して、Aはめずらしく怒りを顕わにして、「もうがまんできない」と別の診療所への紹介を求めた。

これは極端な例と思われるかもしれませんが、実際の治療者は筆者の知るかぎり、誠実に診療に取り組んでいる人です。医師の決断-指示という側面はうつ病の治療だけにとどまらず、医療全般においてソフト化しています。さらにいうならレスポンシビリティ（responsibility：引き受けること）よりもアカウンタビリティ（accountability：説明ができること）の方が優先されるのは、世の風潮と言えるでしょう。場合によっては、指示することがパターナリズムと批判されかねません。

だが、決断-指示が希薄化することによって、医学はその癒やす力のかなり多くを失ってはいないでしょうか。決断を医師が引き受けることが患者にとって救いとなり、患者の意思の尊重に見えるものが一種の逃げになることは、よく見かけることです。

笠原（一九九六）が勇気をもって開示した例は、そのことを雄弁に物語っています。

> ある会社役員が、立場上長く休むことは立場を悪くすることを懸念し、周囲もそれに同調したため、治療者はそれにほだされて、早すぎると思いつつ出社を許可した。しかし旬日を経ずして、出社が苦痛になり、本人から「どうしたらよいか」という電話を受けた。本人は決断不能の状態であり、「自信がない」と言いつつ、「もうこれ以上休むわけにはいかない」とも述べた。治療者はついつい本人の言葉に引っ張られて「それなら頑張るしかないのでは」と言ってしまったところ、患者は次の診察日まで待つことができず、縊死した。

ここで治療者の言った「それなら頑張るしかないのでは」というのは指示ではありません。後に述べる「支持」にもなりません。「ほだされて」「早すぎると思いつつ」「ついつい本人の言葉に引っ張られて」というのは、しばしばうつ病の臨床で治療者が陥る心性です。そこには、患者の意に沿う良い医者であろうとする治療者の気持ち、ないし逆転移があり、悪役を引き受けることへのためらいがあります。あるいは、治療者の指示に従わないのなら勝手になさってはどうですか、といった気持ちが働く場合もあるかもしれません。

患者は、堂々巡りをとめてもらいたい、あるいは「自分自身は出社したいのだが、医師が止めるので仕方がない」という形にならないだろうかと、心中密かに思っていたかもしれません。そこへあてがはずれ、見棄てられたと感じ、幻滅へと突き抜けたのです。

たしかに、このような屈折した依存の投げかけに対応するのは容易ではありません。だが、いったんこうした磁場に身をゆだねてしまえば、ときとしてこのような不幸な転帰をまねきます。それだけでなく、一般に、指示の明確でない治療のなかで苦しむのは患者です。

III　シック・ロールを生かす

笠原の原則は、その第一に「病気であることを医師が確認すること」とあります。このことは、それが治療の枠組みそのものであることを示しています。

とりわけうつ病の場合、彼らはシック・ロール〈sick role＝病人としての役割〉(Parsons 1951)

を受け入れ、さらに言うなら、そこにうまくはまってくれることが多いのです。メディカルな文脈で回復過程が導入できるなら、それにこしたことはないし、それを利用しない手はないでしょう。「病気」という一言は、彼らに対して、社会的責務を免れた例外的な場としての治療空間を一挙に開きます。それは、病気とされることを決して潔しとしない統合失調症の場合と比較してみれば歴然としています。二つの疾患は、シック・ロールに対して正反対の態度をとります。しからば、なにゆえうつ病者は「病気」とされることを是とするのでしょうか。

「病気」という言葉は、うつを、あらためて正常心理とは徹底的に断絶したものとして同定する機能をもちます。序章で示したように、うつ状態とは、患者自身にとって逆説的で、怪異な体験であり、日常的な了解可能性をはるかに超えるものなのです。

うつに関しては、医者も含めて、つねに周囲の側が了解の過剰に傾きがちであり、病理や苦痛が過小評価される危険がつきまといます。それでなくともうつ病者は、土居（一九七七）が「わかりっこない」と喝破したように、どこか他者の理解を拒む心性があります。それゆえ安易な了解は彼らをさらに失望させることになります。逆に「病気である」と明白に同定することは、容易にはわからないものとされることにより、逆説的にわかってもらえたことに転じうるのです。

「病気」の効用はこれだけにとどまりません。それは病者をときとして死に至らしめることもある深い罪悪感から解放します。メタサイコロジカルな次元から呼びかけてくる根源的な悪を、「病気」といういわば解毒化された悪に変えるのです。そうすることによって、医者と患者の治療同盟をグッド（good）とし、病気をバッド（bad）とする構造が出来上がります。このグッドの同盟は、のちにみるように、ときとして治療への抵抗にもなり得ますが、さしあたりは「真の悪」あるいは「真の喪失」という深い病理に直面する可能性から患者を免れさせてくれるものとなります。

それはまた、彼らが健常時に確立していた対象関係を、治療という空間のなかで再興するものでもあります。良い患者と良い医師という構図のなかで、秩序ないし父性的なものとの良好な関係が再現されるのです。彼らの依存がこうした節度あるものである限りにおいて、こうした治療における対象関係は、回復へ導くものとなりうるでしょう。

「病気であることを確認する」という処方は、メランコリー親和型性格にもっともはまるものであることは容易に想像がつきます。ただそれにとどまらず、気分障害のかなりの領域で効用をもちます。そのことを「病気か性格か」「単にさぼっているのではないのか」と周囲が訝る、いわゆるヤング・アダルトの事例を通してみておきましょう。

□症例B

初診時二十九歳　男性

既往歴は特になし。もともとの性格は、頼られるのが好きで、リーダー・シップをとる方。人に気を使う傾向があり、またよく気がつく。物事に没頭する方だが、反面、飽きてあっさり放棄してしまうともいう。大学卒業後、証券アナリストを志望して就職した。

入社五年目の三月、会社の保健室に「頭痛がして、仕事が手につかなくなる。専門医に診てもらうほどの症状なのか、また病院のあてもないので、一度相談にのってほしい」という問い合わせがあった。産業医が診察したところ、「無気力」「集中力がとぎれがち」などの訴えがあった。まず身体の精査をするように指示され、紹介された病院で受診したが、その日には検査が受けられないと言われたことに対し、診察医にくってかかるようなことがあった。

四月下旬にBはみずから精神科クリニックを初診した。二年前に仕事のピークがあり、そのころは夜中に飛び起きたり、寝汗をかいたりすることもあった。Bとしては、当時も頭痛があったが、今回はそのときに比べてはるかに忙しくないのに、似たような頭痛がするのが気になって受診したとのことであった。

睡眠障害や食思不振などの自律神経系症状は目立たなかったが、「仕事をやっとこなせている状態」「積極的になれない」「集中力がない」などの抑制や、「いらいらしやすい」「怒りっぽい」などの焦燥を認めた。また当時から診察に際して、あからさまな攻撃性はないが、いくぶん投げやりな態度が目に付いた。うつ病と診断され、抗うつ薬ミルナシプラン（milnacipran）五〇～一五〇㎎を中心とした薬物療法が開始されたが、反応性に乏しく、また服薬も規則的ではなかった。けだるさ、やる気のなさが訴えの中心であり、それが「投げやり」な態度とオーバーラップしていた。

状態が改善せず、欠勤も時折見られるようになったため、六月上旬から自宅療養が導入された。それに際して治療者は、「うつ病という病気であること」を明言して再確認するとともに、療養の方針としては「睡眠-覚醒リズムの乱れや過労を避ければ一切制限をもうけない」こととし、期間としては数カ月くらいの単位で考えるように伝えた。

いったん療養に入ると、Bは治療者の示した「一切制限をもうけない」という指示をまともに受けたように振舞った。週末ごとに泊りがけでガールフレンドとウィンドサーフィンなどに出かけ、まるで療養を楽しんでいるような風情があり、夏ごろになると真っ黒に日焼けした顔をして、会社へ病状報告に現れた。それでも悪びれたところはなく、「仕事をしないでもお金をもらえますし、ラッキーという感じです」とぬけぬけと語った。薬物療法はアモキサピン（amoxapine）五〇～一〇〇㎎が七月上旬より追加された。規則正しく服薬するようになり、八月に入ると「ずいぶん楽になった。無理をしなくなったし、薬が効いてきたみたいだ」と述べた。

九月に入るとウインド・サーフィンには出かけなくなった。「あれはやることがないのでやっていました。いまは何もしなくてもよいのだということがわかった」「昔から熱中するほうだが、なにか当てがはずれて醒めてしまうことが多かった」と述べた。また「やっかいな病気になったものだと思う。他人にもわかりづらいし、自分にもわからない。よくなったという基準がわからない。会社に行こうと思う日もあれば、行きたくない日もある。それは病気のせいなのか、気分のせいなのか」と疾病に対する陳述がはじめてみられた。

十月になると、「悲しい」という気持ちが出てきたと述べるようになった。また経過を振り返り、「二年前から仕事の意欲が少しずつなくなってきたのです。そうなると打つ手打つ手がだんだん博打みたいになっていくんです。最初は仕事の幅を広げて、興味ある部分を拾っていくようにしたり、遊んでいればそのうち飽きて仕事をするだろうとか、やってみました。それが一年前になると、転職しようかと考えたり、先輩と喧嘩してみたらうまく行くかもしれないと考えてみたり、そんなことになってしまった。みんなに見棄てられた気がしたので、なんとかしなければと思ったり、心配させてもろくなことないから八の力を十に見せるように演じてきたりした」と涙ぐみながら語った。また上司との面談では、「遊んでいてお金をもらえるならずっとこうしていたい」と言いつつ、「自分が具合悪いことをわかってくれて感謝しています」とも述べた。このころになると、ぬけぬけしたところは影をひそめた。

十一月上旬より復職が可能になった。復帰途上では、「みんなが気を遣ってくれて心苦しい」と言いつつ、「がんばってやってきたけれど、結局病気になって、評価されない」と述べるなど、両価的な感情のゆり戻しを示すこともあったが、その翌年になると順調な回復をたどった。

ここに取り上げたのは、とりたてて教示例というほどではありませんが、昨今しばしば遭遇するヤング・アダルトにおけるうつ病の一つの類型です。

いくつかの特徴を挙げてみると、まず、執着気質やメランコリー型のような際だった性格傾向をもちません。また、彼らのように、医者-患者関係にぴったりとははまりません。医者の側も、「病気」というある種の免罪符を与えることに、どことなく抵抗を感じます。どこか投げやりで、ぬけぬけとした印象を与えます。しかしそうした外観に反して、責任感や人に対する気遣いは存外強いのに気づかされます。何かに没頭しようとするのですが、そうした対象がなかなか見つからず、早晩醒めてしまいます。それゆえに疲労しやすく、こうしたことが発病に至る要因となりえます。

だが精神変調をきたしても、なかなか自分から助けを求めようとしません。誰かが助けてくれることを期待しつつ、病状の悪化を招きます。助けてもらえなかったことは、後に恨みの感情として表出されます。しばしば受療の契機となるのは身体症状の出現です。抑うつの出現は状況依存的にみえ、うつ病と診断するのをためらわせますが、注意深く問診するとわかります。執着気質、メランコリー型と異なり、対人過敏性をもちます。依存と敵意のアンビヴァレンスは治療の初期の段階から出現しやすく、病人としての役割にはまらないことと相俟って、治療者側に陰性感情を引き起こすことがあります。ただ、当人たちはアンビヴァレンスを自覚することが可能であり、また治療的にも扱うことが可能です。

本症例は、治療導入はかならずしもスムーズではありませんでしたが、経過の途中より、「病気」であることを明確化するとともに、徹底的な休息を導入することを決断しました。その際、睡眠-覚醒の乱れと過労以外は一切制限を設けないことを指示し、患者が一見ヴァカンスを楽しむかのごとき療養態度を呈しても、それを支持しつづけました。そのためには、治療者もいくらか腹をくくり、開き直らねばならなりませんでした。メランコリー型の患者にみられる折り目正しさに慣れ親しんでいると、療養中は行儀よく休んでいなければならないという固定観念を抱きがちであることには注意しておく必要があるでしょう。

こうしてみると、「病気」であるという強い設定は、メランコリー型以降の症例でも効用があることがわかります。この事例では、療養を経るにしたがって、抑うつから悲哀という生きた感情への変遷がみられ、病気についての感情をともなった振り返りが行われ、両価的な感情についてのやりとりが可能となり、回復過程へと至りました。

Ⅳ　支持の一匙――「良くなったか」より「楽になったか」

ここまで指示的側面に重点をおいて論じてきました。もちろん、やみくもに指示をすればよいというものではありません。それには「支持」による補完が不可欠です。

たとえば、うつ病患者を励ますことは、いわば禁忌とされています。これもいささかステレオタイプになってしまって、その意義が見失われやすい原則です。病理に即して考えるなら、励ますことは、批判し、あるいは突き放す超自我的審級を患者のなかに賦活するものであり、それゆえに患者を追い詰めるものとなります。「指示」することもまた、「支持」の要素に欠けるとき、冷厳なもの、あるいは残忍なものとなりえます。

ただ、支持もまた、やみくもにすればよいというものではありません。というのも、うつ病者はひそかに、しかも多量の自己愛備給（narcissistic supply）を必要とするからです。しかも彼らはそのことに気づいていません。そしていったん留金がはずれると、自己愛備給への要請が悪性の「要求の病理」に転じて現れます。そのうえ、そこに至っても本人はおのれの病理に気づかないのです。それゆえ支持は、患者の「要求の病理」（第五章参照）を引き出す危険と背中合わせであることに注意しなければなりません。

一つの代表的なストーリーを描いてみましょう。患者は治療者という権威像から非難や批判をまずは予測します。そこで良い患者としてふるまい、権威からの承認を得ようとします。ここでいう「良い」とは、何も自分がグッドになるというということではなく、治療者に対して良い患者として振舞う、ということです。礼儀正しく、指示を守り、人あたりもよい。それが治療者の支持を一層引き出すことになります。

この地点まではそれほど大きな問題はないかもしれません。そこで治療者は、一見やりやすそうにみえるこうした関係に乗っかろうとします。そして自らも良い治療者であろうとするのですが、そこから問題が生じます。

ここでいう「良い」もまた、医師として良いというのではなく、患者にとって心地良い、という意味です。そして治療者は、次第に患者の意に添おうとしはじめます。適切な指示をすることがためらわれ、患者の無意識に繰り出してくる要求に屈しはじめます。最初に現れる兆候は、同じことを繰り返す、何度も確認や保証を求める、話が切れない、処方に対するちょっとした要求をする、などでしょう。それで良くなればいいのですが、往々にしてうまく行かないものです。病状が好転しないと、それが良い治療者のはずであった自分のせいであるように感じます。あるいは一瞬腹立たしく思うかもしれませんが、怒りを感じることは、良い治療者であることに反するように思われて押さえ込みます。そして患者を再び支持し続けようとするのです。

四つの父

ここで、治療におけるうつ病者の対象関係について若干の考察を加えてみましょう。病院という場、医師というステータス、という設定を考えるとき、うつ病者にとって治療者はまず権威的な人物像としてたち現れるでしょう。それゆえ父性的なものをそこに認めることになります。もちろん父イメージというのは多様です。たとえばフロイト（Freud S）は、その著作を通してさまざまな父親像を提示しています。そのなかでも代表的なのは『エディプス』『トーテムとタブー』(1912)、『人間モーセと一神教』(1939) のなかに現れるものです。

うつ病者にとって、もっとも心理的力価の高いのは「批判する父」です。これは『人間モーセと一神教』のモーセに相当するでしょう。法をになう人物であり、理性の主体です。うつ病者にすれば冷厳な父です。法を守り、秩序に従ううちは承認されますが、そうでないと批判され、見棄てられます。モーセの実像はもっと多彩なものですが、うつ病者の認知は往々にして貧困なものにとどまります。

そのなかで、もう一つの側面を挙げるなら、それは民に裏切られたときの、怒り心頭に発し、十戒の刻まれた石盤を破壊するモーセでしょう。これは、『トーテムとタブー』における「暴虐な父」に通ずるものです。そこで示される父親像は、法の起源に想定される暴力性であり、理性のもつ熱い裏面です。

この「暴虐な父」は背後にとどまり、通常出現することはあまりありません。ただ、うつ病臨床において無視できないものです。ここで十分展開する余裕はありませんが、この「暴虐な父」は必ずしも治療にとってネガティヴなものとは限りません。たとえば指示というものを振り返ってみましょう。それはまず医学的な合理性に裏付けられるべきものですが、同時に「決断」という非合理な契機をどうしてもはらまざるを得ないでしょう。決して巧んで行なわれるべきではありませんが、非合理な力に打たれることが治療の転機となるのは稀ならずみられます。たとえば、理不尽な対応をされること、身体的疾患に罹患すること、事故に遭うことなどです。あるいは電撃けいれん療法にもそうした意義があるかもしれません。

もう一つ忘れてならないのが、「無知な父」、ないし「間抜けな父」です。これはエディプスの父、ライオスに相当します。ライオスにもまたさまざまな側面があり、若い頃には同性愛に耽り、法を逸脱します。エディプスもまた近親姦の法を犯すことになります。それと知らず父を殺し、母と褥をともにします。スフィンクスの逸話にみられるように、エディプス神話では〈知る／知らない〉が一つの縦糸となっています。ライオスは息子が生きていることを知らず、また息子と知らぬままに殺されます。

この「無知な父」は、ポーの『盗まれた手紙』をめぐるラカンのゼミナールのなかで、構造論的に示されます（Lacan 1966）。物語は二つのシーンから構成されます。父に相当するのはそれぞれ王と警察であり、両者は目の前で繰り広げられる女王の手紙をめぐるドラマにまったく盲目のままにとどまるのです。この無知な王の場に、治療者はしばしば置かれます。

うつ病者にとっての無知なる父は、批判を恐れて治療者をグッドのポジションに置こうとする患者の無意識的戦略と、その心地よさについ乗ってしまった治療者という、上述した力動のなかで生じます。いったんこうした構図が成立すると、いわゆる「治療の現実原則」を処方することが困難になります。心地よさに身をゆだねると、今度は患者にとって心地のよい対応を、その場しのぎ的についつい行うことになってしまいます。もっとも治療者がこうした治療構造に無知であるとは限りませんが、よくないと知りつつ、なんとなく逆らえず、不本意ながら、という具合に流されてしまいます。あるいは陰性的感情が呼び覚まされ、患者から関心を引き上げ、「どうぞ御勝手に」といったスタンスになるかもしれません。

しからば、うつ病者には、冷厳な父か、さもなくば無知な父しかないのでしょうか。おそらくここで決定的に欠けているのが「温かい父」というイメージでしょう。温かいということは、もちろんやみくもに甘やかすことではありません。何でも許容することでもありません。いたわりつつ、包容力があり、それでいて回復に向けて促す父です。おそらくこれが治療的支持の本来意味するところでしょう。

この「温かい父」の欠けていること、これはうつ病の病理における一つの重要な側面を言い当てているのでしょう。彼らにしてみれば、それはお目こぼしをしてくれる父であり、ともすれば「無知な父」に転ずるものです。それゆえに支持の重要性があるのであり、同時にその難しさもあります。というのも彼らには支持をその本来の形で受け取るために基礎となる、そうした対象関係に問題があると考えられるからです。

「温かい父」とは概念化しにくいものです。たとえばフロイトにおいてはこのイメージは決定的に欠けています。それがフロイトの不幸であるのか、欧米文化の問題であるのか、いずれにせよ「温かい父」とはアモルフであり、定式化しにくいものです。このことは、四つの父のうち、他の三つが一義的であるのに対し、この父が特異な位相にあることを物語っています。

ただ、われわれ日本人には、かなり廃れたとはいえ、「温かい父」のイメージは想像しやすいのではないでしょうか。この微妙なポジションを治療者が取りつづけるのは困難かもしれませんが、支持のあり方の一つの指標として、次のようなありきたりな臨床場面を示しておきましょう。


日常の診療において、われわれは「よくなったか」どうかをしばしば患者に尋ねるのではないでしょうか。これは励ますことではありませんが、患者にとってみれば一種の批判と受け止められている可能性があります。さりげないやりとりですが、ここでは「よくなったか」でなく、「楽になったか」と聞くところです。存外行われていないのではないでしょうか。指示の明確さと同時に、支持の一匙が処方されてしかるべきでしょう。

Ⅴ　生きた感情を一瞬引き出す

精神科治療において、「感情」とはもっとも基本的な構成要素です。ただ、うつ病者は生きた感情に乏しいものです。それはうつ状態そのものによるものでもありますが、病前よりの心性において、ある意味で構造的に規定されています。彼らの多くが、感情における闊達さを失ってきたのです。それゆえ、われわれは治療関係のなかで、一瞬にせよ、彼らの生きた感情を引き出すように試みるべきでしょう。「一瞬にせよ」とは言いましたが、持続的な表出は困難であるし、また危険がないわけでもありません。むしろ一瞬にとどめおくべきものであるかもしれません。

ところで、うつ病者の対象関係であるとか転移などというとき、いささか違和感をもつのではないでしょうか。というのも、フロイトが自己愛の病理を指摘したことを待つまでもなく、彼らは関係性そのものにおいて疎だからです。相互性に乏しく、一面的であり、そして非個別的（impersona）です。実はこのことが、うつ病の精神療法を困難にするもっとも大きな要因であるかもしれません。

死せる父

対象関係に関して、前節ではうつ病をめぐる四つの父親イメージについて言及しました。すなわち「批判する父」「暴虐な父」「無知な父」、そして「温かい父」です。だが、そこには古典的なうつ病にとってもっとも優勢な父親イメージが欠落しています。それは「死せる父」です。

精神医学におけるこの原型は、フロイトの『トーテムとタブー』（Freud 1912）において示されています。それは、先述した暴虐な父と息子たちをめぐる神話です。トーテミズムの支配する部族では、トーテム動物の殺害と族内婚（同じトーテムに属する者同士の結婚）の二つがもっとも大きな罪であり、それは掟によって禁止されています。ところが祭事のときにかぎって、普段禁じられているトーテム動物が秘蹟的に殺され、その血や肉や骨を生のまま食べてしまいます。この饗宴は部族全員が参加するものであり、それが終わると殺された動物のために哀悼の涙が流され、しかる後に、喧騒をきわめる祭りの喜びにいたります。

フロイトはトーテム動物が父親の代替であると読み解きます。始原には専制的な父がいました。彼は部族の女性をすべてわがものとし、成長した息子たちを次々に追っ払ってしまいます。だがある日、追放された兄弟たちが力を合わせ、父親を殺してその肉を食べてしまい、父の支配にピリオドをうちます。だが、彼らには悔恨から罪悪感が生じ、みずからに殺害と近親婚を禁止するのです。

この神話はさまざまな逆説をはらみます。なぜ息子たちは父の肉を食べたのか。なぜ禁止が生じる前に罪悪感を抱いたのでしょうか。とりわけ本論とかかわるのは、「死んだ父親は生きていたときよりも強くなってしまう」ことです。父は死ぬことによって、掟としてあまねく子どもたちのなかに取り入れられます。そしてもはや殺害できないものとして、彼岸から彼らを支配することになるのです。

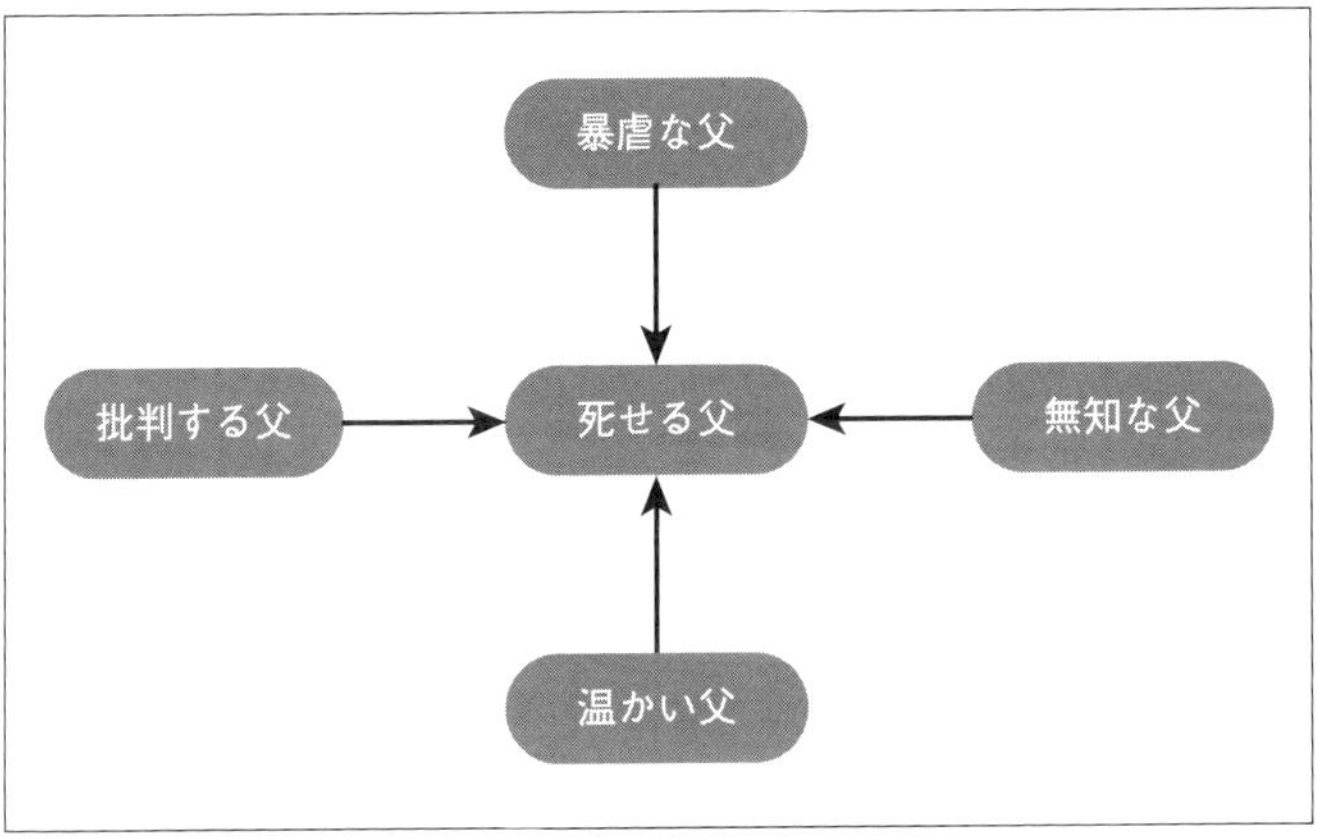

図 1-1　うつ病者の父イメージ

フロイトは「トーテムとタブー」の神話を、父へのアンビヴァレンスという観点から解釈し、強迫神経症との関連性を論じています。だが、この「死せる父」とはうつ病者とも強い親和性をもちます。この父は、かつて愛憎入り混じった感情が向けられた痕跡をとどめているかもしれません。しかしもはや彼岸にあり、現前する父のように強い感情を喚起することはありません。患者は「父と子」というような個別性の強い一対一の関係ではなく、死んだ父のあまねく支配する空間における息子たちの一人という位置にあります。母への依存を断念させられ、一体化願望を抱きつつ、それを社会や集団というものに振り向け、自我理想との一定の懸隔のなかで負託に応えようとする、こうしたメランコリー型性格のうつ病親和者にとって、「死せる父」とはまさに彼らの心的空間を構成する基本的な審級ないし場なのです。

それゆえ、うつ病親和者の父イメージは図1-1のような構図のもとに捉えられるべきでしょう。常態となるのは「死せる父」です。その他の四項は、通常は前景に出ることはありません。

ここでうつ病親和者がアンビヴァレンスへの耐性が低く、「全か無か」的認知に傾きやすいことを思い起こしましょう。また概して没感情的であり、とりわけ父に関する情緒を喚起されることを回避するものであることも思い起こすべきでしょう。「死せる父」とは、こうした彼らの心性の落ち着く先なのです。

たとえば、父的な人物に注意されるという場面を想定してみましょう。そこでは、理性的な「批判する父」、あるいはもっと熱い「暴虐な父」のイメージが喚起されるかもしれません。さらには「温かい父」を密かに期待するかもしれません。だがうつ病親和者はこうした多様な、そして背反する感情をもちこたえることができません。熱い認知はすぐさま引っ込められ、いつものように型どおりの反応を示すにとどまるでしょう。「死せる父」とは彼らにおける一般化の戦略の産物でもあります。

ただ、治療における出会いは、例外的に強い交感の生じる場です。すでに述べたように、病院や医師という治療の設定のなかで、治療者は権威的なものとして現れます。これは必ずしも治療にとって不利なものとは限りません。

アリエッティ（Arieti 1974）は、うつ病者にとってもっとも重要な関心事は、他者から承認を得たり、他者を喜ばせることであるとし、その他者を「支配的他者」（dominant other）と呼びます。そして、この支配的な他者との関係における変化が、うつ病を誘発する要因となるとされます。治療者がうつ病者に対して、助けたいと望み、保証や希望を与えるとき、患者は治療者を「支配的第三者」

(dominant third)として受け入れ、人心地つきます。だが、これは一時的なものであり、真の治癒ではありません。治療者がさらに、しっかりとした、誠実で、迷わせるところのない人物として、患者を脅かすような要求をすることなく、助けようと欲するならば、支配的第三者は「重要な第三者」(significant other)へと転じ、望ましい治療関係が成立するといいます。

われわれの考察にもとづくなら、支配的他者はあくまで「死せる父」という様態にあります。支配的第三者とはそれが死の様態から現前するものへと賦活されたものであり、重要な第三者とは「温かい父」に相当します。

ただ、アリエッティの示すほど容易には治療は進展しないでしょう。しばしば現前する父は「批判する父」としてたち現れます。それはすぐさま再び「死せる父」へと逆戻りします。そして治療関係は、平板で、一般化された様態のままにとどまります。

あるいは「温かい父」の導入が成功する場合もあるでしょう。だがうつ病者は、あるときには優しく、あるときには決してモラルの低下を良しとせず、またあるときには患者の忍耐を褒めたたえる、そういった「温かい父」の多義性を持ちこたえるのは容易ではありません。ここでもまた「死せる父」への逆戻りが起こるか、あるいは「無知な父」へと操作する動きが発動されることになります。

症状を聴くなかで感情を引き出す

それならば、治療的に生きた感情を賦活するためにはどのような手立てがあるでしょうか。ここでも「病気」の効用を生かすことを考えるべきでしょう。うつ病者の役割志向性、言い換えればシック・ロール〈sick role＝病人としての役割〉を受け入れるという特性は、医者と患者という枠組みによって、受け止められないほどの強い感情を緩和されることを可能にさせるでしょう。また病気という媒介項を二者関係のなかに割り込ませることによって、対象関係の安定がはかられるでしょう。

とりわけ有用なのは、「症状」です。統合失調症の場合と異なり、うつ病において症状を丹念に、ときには微に入り細をうがつがごとく聴取することは、治療的に有効です。

われわれが統合失調症の症状を同定しようとするとき、患者は、みずからの生きた証しに他ならぬものが病気とされ、医学という言語体系のなかに取り込まれ、さらには簒奪されたようにさえ感じます。彼らにとって医学とはこのように侵襲的なものです。

他方、うつ病の場合には、むしろ通り一遍の問診は、苦痛の在り処を取り逃がし、通俗的理解のなかに解消されてしまう危険を伴います。とくにうつ病臨床では、一般化の磁場が働いており、ともすれば平板な症状学に陥る危険があります。抑うつのいわく言いがたい気分の悪さ、生気的な、あるいは身体的なレベルでの悲哀、あるいはその悲哀さえ剝奪された空疎な感情、頭がこびりついたような思考抑制、そして味気なさそのものとなった生などへと、われわれは踏み込んで聞かねばなりません。そのときはじめて、彼らの苦悩を推し量ることができるでしょう。

感情を引き出すもっとも良い機会は、自殺念慮の有無について聞くときです。肯定する患者はもちろん、そこまで至らなくとも、自殺への問いは、苦悩への了解の姿勢と受け止められ、それまで動揺を示さなかった患者にも、一瞬強い感情が現れます。自殺念慮だけでなく、「いっそいなくなってしまった方がよい」と思う感情や、「蒸発してしまいたい」という願望もあわせて聞いておきます。わが国のうつ病者は診察場面で泣くことはあまりないのですが、真摯にたずねるとき、一瞬、彼らは感極まった表情を見せます。こうした交感の強い瞬間は、苦悩の在り処を印すことによって、治療関係の原基となり、また回復の方向性を与えるものともなりうるのです。

この強い感情表出は一瞬でよく、また一瞬に留めるべきでしょう。それは経験の告げるところであり、多言は要しません。同様に経験は、この一瞬の効力が存外長いことを教えています。

Ⅵ 「悪」への通路を確保しておく

うつ病臨床は「善」によって縁取られています。治療は折り目正しく始められ、進行することが多いものです。こうした善の治療がそのまま最後まで続けられ、治療が終結する例も少なくはありません。

ただ、一見順調な経過をたどり、良い転帰に至った事例でも、振り返ってみれば、患者は死線を越えるような体験をしていることがあります。あるいは大小とり混ぜた逸脱が、後から明らかになることもあります。このように、患者の側は薄氷を踏むような思いで抑うつをしのぎながら、治療者がそれと気付かぬケースは存外多いのではないでしょうか。

うつ病者は治療者をグッド＝善なものとする。そしてみずからをバッド＝悪なものと卑下しつつ、相手をグッドなものとするということによって、みずからの拠って立つところを見出します。他方、グッドなものとされた治療者は、悪い気はしないでしょう。それゆえ、今度は治療者が患者をグッドなものとする機制が働きます。

もちろん患者をグッドとすることが悪いわけではありません。実際、この「善の循環」が機能するとき、従前の適応形式であった対象関係が作動します。すなわち、秩序や権威に対して献身的に振舞うことにより庇護を受け取るのです。患者は治療者から自己愛備給を反対給付として受け取り、回復の過程を歩むことになります。ある意味では理想的な治療です。グッドが率直に患者を肯定する意であれば問題はないでしょう。ですが、患者の良い面しか見なくなるということになると、様相が変わってきます。治療者はグッドに祭り上げられるのであり、先述した「無知な父」へと転じます。

「善の循環」する折り目正しい治療の弱点は、いったん「悪」が出現すると、まったく無力であり、対応できない点にあります。悪の受け皿がないのです。しかも、それまで良いと思っていただけに、その反動は大きいのです。ほんの少量の「悪」でも、治療を揺るがすものとなり得ます。

たとえば患者が服薬を遵守していなかったり、飲酒をしたりする程度のことでも、治療者は何か深く裏切られたような気になるでしょう。家庭のなかでは存外わがままにふるまっているという患者の裏面に接しただけでも、何とも嫌な気持ちになり、それが拭いさりがたく、処理に困るということもあります。どう対応すればよいのか途方に暮れ、あるいは関心が引き揚げられ、あるいはネガティヴな気持ちを抱くことになります。それが過量服薬や自傷となると、もはやなすすべもなくなります。

とくに、治療が長引くときは要注意です。いつまでたっても良くならないとき、本来患者がいらだつはずにもかかわらず、得てして治療者の側がじれはじめます。それはグッド＝善に祭り上げられた治療者が、みずから悪を引き受ける患者へと向ける逆転移にほかなりません。

患者はいらだつ治療者を前にして、治療者をグッドとすることができなくなり、それによって庇護の反対給付が絶たれます。こうした治療構造のなかでは、患者の自虐的なスタンスが強化されます。あるいは悪に居直り、いつまでたっても良くしてくれない治療者を攻撃するようになるかもしれません。あるいはグッドに祭り上げられた治療者が、知らぬうちに譲歩を重ね、気づいてみたら肥大した相手の要求を受け入れ、もはや身動きがとれないということもあるでしょう。

しばしば問題となるのは、境界性パーソナリティ障害（ＢＰＤ）やパーソナリティ障害との異同です。善から悪への落差があることも手伝って、「悪」に直面したとき、治療者はともすればこのような事例をＢＰＤと命名し、あらためて治療戦略を組替えるならともかくも、治療可能性までも見失うのです。序章で示したように、気分障害と境界例とは異なるものとみるべきです。以下に抑うつを主症状としたＢＰＤの事例を呈示します。

□症例C

初診時三十五歳　女性

成育史にはさしたる大きなエピソードはない。大学を卒業後、就職し、二十七歳で結婚して退職した。三十歳時に女児を出産したが、産褥期からいわゆる「買物依存」のような状態となった。子どもが毎日新しい服を着られるほどの子供服を購入するなどして、一年後には三百万円ほどの負債を背負うこととなり、夫が処理をした。三十二歳時に男児を出産したが、妊娠中から抑うつ的な気分変調がみられた。出産後もそれは続き、同時に再び買物依存となり、自分の衣服や貴金属を大量に購入し、同じような負債を作り、再び夫が処理をした。

三十五歳時にも抑うつ的となり、心理療法を受けるようになったが、次第に家事もできないほど抑制が著明になった。そうなった折り、夫は会社を妻の介護のためと言って休職し、子育てと家事を担当した。抑うつが強いため、精神科外来に治療の場を移した。その際、患者は治療者に親しみと信頼を示した。治療者は、夫が休職しており、家政が立ち行かない状態にあるため、入院加療を勧め、Cも素直にそれに同意した。同時に、今の状態は、夫を自分が独占できているので、どこかで治りたくないという気持ちがあるのではないかともらした。

次の面接において、Cは引き続き友好的な態度を示しながら、「こういうことを先生に聞いてもいいかよくわからないのですが、聞きたいことがあります」と述べたが、それ以上の言及は控えた。そののち、夫が同席して面接が続けられた際、患者は治療者の年齢を知りたいと言い、治療者が「個人的なことは診療では差し控えたい」と返すと、「どうしても聞きたい」と要求した。それに引き続いて、「主治医は女性にしてほしい」「カウンセリングをやってほしい」と矢継ぎ早に要求し始めた。治療者が診療の枠組みについて説明すると、にわかに激昂しはじめ、治療者を非難し、さらには罵倒し、椅子を蹴飛ばすなど暴れはじめた。治療者がやめるよう制止すると、さらには診察券と処方箋を破り捨て、「もう二度とこない」と叫んで診察室を飛び出した。その数日後、夫から治療者に、適切な入院機関を紹介してほしいと連絡が入ったが、同時に、「あのとき先生が妻を制止したのは納得がいかない。もっとやさしくなだめていれば、あのようなことにはならなかったと思う」と非難した。

うつ病ないし気分障害とBPDの関係は、たとえばアキスカル（Akiskal 1981）とガンダーソンら（Gunderson et al 1985）の間で行なわれた論争にみられるように、いまだ議論の余地のあるところです。力動的視点からみた両者の病態水準はほぼ同じレベルとみて差し支えないでしょう。また鑑別が困難な事例があるのも事実です。ただ、臨床的にはいくつかの重要な相違点については、すでに序章で示したところです。

端的にいうなら、気分障害の方が、対象関係がより安定しています。症例のような、理想化からこきおろしへの、まさに豹変するがごとき対象関係は、気分障害には稀です。

Cの場合には、要求が受け入れられなかった途端、そして治療者との二者関係から夫を含めた三者関係へと移行した途端に、治療者を攻撃し始めました。気分障害者は、よほどのことがない限り治療者を〈グッド〉のポジションに留め置こうとします。たとえ非難する場合でも、あくまでグッドであるはずのものとして非難するのであり、ＢＰＤのようなスプリッティング（splitting）や投影同一視（projective identification）、およびそれによる価値下げはあまりみられません。そして操作性はＢＰＤにおいてはるかに顕著です。なるほど気分障害者も、治療者をグッドに祭り上げようとするような操作性に長けています。だがＣのように、具合が悪くなったからといって、一家の支柱である夫が仕事を休むというようなこともないし、夫に治療者を非難させるような操作の巧みさも通常はありません。

このように考えるなら、気分障害の「悪」の病理への対応は、それほど困難なことではありません。もっとも大切なことは、あらかじめ予測しておくことです。そのためには、ついつい善人に祭り上げられ、患者の良い面しかみないという逆転移に気をつけることです。そして要求、恨み、攻撃性、虚無へといたる気分障害の病理を理解しておくことでしょう。精神療法ではしばしば「相手の良いところと同盟して」というスローガンが聞かれます。これにはにわかに首肯しがたいものがあります。むしろ悪への通路を開けておくこと、悪を理解し受け止める構えを忘れるべきではないでしょう。

Ⅶ　巨視的にみた戦略

ここではかならずしもうつ病に特異的とはいえませんが、治療戦略上重要なポイントについて触れておきます。

撤収の構図は少し大きめに描く

これは療養全般に関する原則です。昨今のうつ病臨床は、軽症化にともなって、ともすれば安易なものに流れやすくなっています。たとえば、治療の基本は休息ですが、それすらも忘れられていることがしばしば目に付きます。また、十分な診察時間が確保できず、通り一遍の問診と投薬で済まされる事例があとを絶ちません。

「心の風邪」と呼ばれ、ストレス社会では誰でもなり得る病気であると言われ、あるいは「非精神病性」と形容されるように、うつ病の脱スティグマ化がなされるのは歓迎されるべきことです。だが、他方でこの疾病が、罹患した者に大きな苦痛を与え、ときには自殺の淵にさえ追い込み、そして継続期（continuation）と維持期（maintenance）を合わせて、約二年の長さにわたる療養と予防を必要とされていることまでもが忘れられてはならないでしょう。

「悪への通路」に関しても述べたことですが、精神療法に際しても、うつ病を受け止めるにふさわしい大きな容量のスタンスで臨むべきでしょう。

治療者がいくらか楽観的になる

ウィノクールら（Winokur et al 1973）の報告によると、二年以上の経過を追跡した症例のうち一八％は慢性化しています。他方十年以上の経過が確認されたなかでは、慢性化しているのは五％でした。つまり二年を越えても、その多くは回復しうるということをこの報告は示しています。治療が長引くことによる危険は慢性疾患に共通したものですが、それに気分障害特有の問題が加わります。

飯田はうつ病の慢性病像の代表的なものとして「神経症化」と「自閉化」の二つを挙げています。神経症化とは、自己愛的ないし口唇的依存欲求が顕在化したものであり、治療者や薬物への強い依存を中心として、不安、心気、恐怖、強迫といった神経症症状が形成され、場合によっては極端な退行、ヒステリー化、自殺企図が起こり得ます。自閉化とは依存を拒否されたり自尊心を傷つけられたりすることを恐れ、諦念的となって社会から孤立したり、社会に敵意や不信感をつのらせ他罰的となったり、あるいは表面上の無関心を装ったり、また意気消沈して自罰的となったりする様態です。

経過が長引くことによって治療者に起こるマンネリ化、関心の引き揚げ、さらには陰性的な感情といった一般的反応は、こうした傾向にさらに拍車をかけるものとなります。われわれはあらためて、気分障害が年余にわたる経過のなかでも回復しうる事実を思い起こし、悲観論から楽観論へといくぶん軌道を修正する必要があるでしょう。

患者を肯定するポイントをつかむ

すべての精神療法において、患者を肯定することは、その営みを根底から支えることです。だが、コーエン（Cohen）らが述べているように、うつ病に関する精神療法の文献は圧倒的に寡少であり、そうした事情は今日まで変わりません。このことは一般に治療者の関心が薄いことを物語っています。自己愛的でかつ深まらない治療関係や変化への抵抗の強さなどが、その要因として考えられるでしょう。

もちろん患者を肯定するといっても、やみくもに褒めればよいというものでもなく、リスクが伴わないわけでもありません。ただ、自己愛備給を必要とするうつ病者には存外効くのであり、彼らはこの恩恵に浴してしかるべきでしょう。

とりあえず安全に行うことができ、かつやるべきであると思われるのは、患者が抑うつをまさに苦しんでいること、そしてその苦痛を耐え忍んでいることに対する共感と評価でしょう。啓蒙活動が絶え間なく行なわれているにもかかわらず、うつ病は周囲から理解されにくい病気であることには変わりはありません。というのも、存外苦しんでいる実感を周囲に与えないからです。それゆえ患者は、病気の苦痛と理解されないという苦痛の二重の重荷を背負うこととなります。

次に行うべきことは、病歴だけではなく、生活歴を丁寧に聴取することです。あたりまえのことですが、その具体的な生の行程をたどることによって、疾病へいたった道筋が理解されるとともに、患者の人生の重みが実感されるでしょう。

さらに可能であれば、病理の根底にある問題を感じ取ることも役立ちます。歴史的にみても、統合失調症がうつ病に比べてはるかに精神療法家の興味を引きつけてきた理由の一つは、患者が何らかの「真理」に触れているという治療者の思いです。うつ病においてはむしろそれが隠蔽されているかのように捉えられがちです。ですが、彼らも原初的喪失、不信、虚無といった深い病理をはらんでいるはずです。それを明るみに出すことは禁忌であるにしても、できれば治療者の思いはそこに届くようにしておきたいものです。

VIII　おわりに

近年のうつ病臨床を特徴づけるのはある種のソフト化です。病像が軽症化し、診療における沈鬱な雰囲気がやわらいできたことは、まずは歓迎されるべきことでしょう。

ただ、その一方で、切実さのない、表面を撫でるがごとき臨床風景が蔓延していることは憂慮されるべきことです。患者の苦悩は見過ごされ、病理の深刻さが忘却されています。かつて筆者は、うつ病事例が入院したおりに、患者の入眠を確認するまでは帰らず、眠らない場合にはバルビツールの静脈注射を行ってまで確実に眠らせた先輩医師から、治療者としての姿勢を学んだものです。今やそのような重みをもって一例一例が捉えられているでしょうか。加えてSSRIの登場は、患者に福音をもたらすと同時に、投薬に対する姿勢を安易なものにしています。かつて抗うつ薬を出す時にあった緊張感がそこにはもはやありません。そして垂れ流しのように、過量服薬した患者が救命センターに搬入されています。

うつ病者を世の中に引きとめるのは、「あなたは必要とされている」というメッセージです。これはどこかで伝えておくべきでしょう。その際、抑うつのさなかにある彼らにとって負担にならないように与える工夫が求められます。

ただ、彼らはもっぱらグッド＝善であるという属性によって評価され、その存在自体を肯定されるという契機に、言い換えれば良くも悪くも受け入れられているという基本的信頼感に乏しいことをあらためて思い起こすべきでしょう。このことは治療のなかでも反復され、治療者の意識のなかで、彼らはともすれば多くの患者の一人として埋没します。すなわち存在が希薄化する傾向があります。それゆえ、ほかならぬ個別的他者として受け止めることという基本に立ちかえるべきでしょう。少し大げさですが、「属性」から「存在」そのものへという方向性を、今後の指標として最後に示しておきます。

第2章 うつ病の回復過程論

I はじめに

うつ病臨床は、入り口において密であり出口において疎であるといわれてきました（笠原 二〇〇二）。この疾患の治癒可能性への信頼によって、回復期はともすればおろそかにされる傾向があります。内因性が明白だった時代、いったん治療の軌道にのれば、うつ病はゆるぎない回復曲線を描いて終息するものと思われていました。また、そうした事例が多数を占めたことも事実です。

しかし近年、うつ病は軽症化する一方、その回復は必ずしも容易であるとはいえません。病気と健康、発症と治癒のメリハリがなくなったようにもみえます。心理的要因や過労・ストレスなどの関与する場合が著しく増えたのも事実であり、そうした事例では、休息と薬物療法を手堅く行うだけでは、回復に導くことは意外に困難です。

また、昨今のわが国における経済状況は、社会復帰のためのハードルを従前よりも高いものとしました。医学的にはずいぶんよくなってはいるものの、社会的にはまだ十分回復しているとはいえない人を、周囲が支える余裕が失われているのです。

さらには、士気低下（demoralization）やモラル・ハザード（moral hazard）の兆候をはらんだ社会状況は、うつ病の経過に無視できない影を投げかけています。というのも、彼らの治療を円滑なものとしていたシック・ロール〈sick role：病人としての役割〉を損なうものとなりえます。かつてうつ病者が回復の際に拠り所としていた規範や権威が失墜し、価値基準が相対化されているのです。とくに士気低下は、彼らをして治療に際して円滑に疾病役割を遂行せしめていた役割自己の機能を損なうものとなりえます。

また、双極性をもつ事例では、従来は上昇志向や勤勉の論理にうまく回収されていた彼らの躁的成分が、もはや吸収されることなく噴出しやすい状況が準備され、それが回復期を一層不安定なものとする可能性があります。

こうしてみるとき、うつ病の回復過程論が、今までになく必要とされるようになっています。焦眉の課題といっても過言ではありません。しかし、近年のうつ病の臨床論は、こうした回復にまつわる困難を、「治療抵抗性」という用語でくくり、もっぱら薬物療法などの議論に終始しているのが現状です。ここでは回復期特有の問題に焦点をあて、治療のための指針を導き出すように試みてみましょう。加えて、慢性様態からの回復についても論じることにしたいと思います。

II　回復期の臨界性

実は、うつ病臨床において、回復期がちょっとした難所であることは、ずいぶん昔から知られてきたことです。俗に終末期動揺（finale Schwankungen）といい、ある意味では臨床家の常識でした。最近になって、その重要性が再評価されつつあるようです。

終末期動揺の範例として、クレイネス（Kraines 1957）による経過図を示しておきます（図2-1）。これは一九五七年に出版されたものですが、ちょうどクーン（Kuhn R）がイミプラミン（imipramine）の抗うつ作用を発見した年にあたります。すなわち、薬物の影響はなく、ほぼ自然経過とみなしえます。

この図では、回復期において如実に不安定性が増大することが示されています。逆にうつが深い状態では、変動は小さく、むしろホメオスタティックな安定性を示します。つまり回復期は、病相期と健常時という二つの安定したステージに挟まれた位相にあります。

こうしてみるとき、それは単に寛解前に挿間されたエピソードというより、励起された不安定性を特徴とする臨床上重要なランドマークとして捉えるべきでしょう。すなわち、「臨界的」な局面なのです。

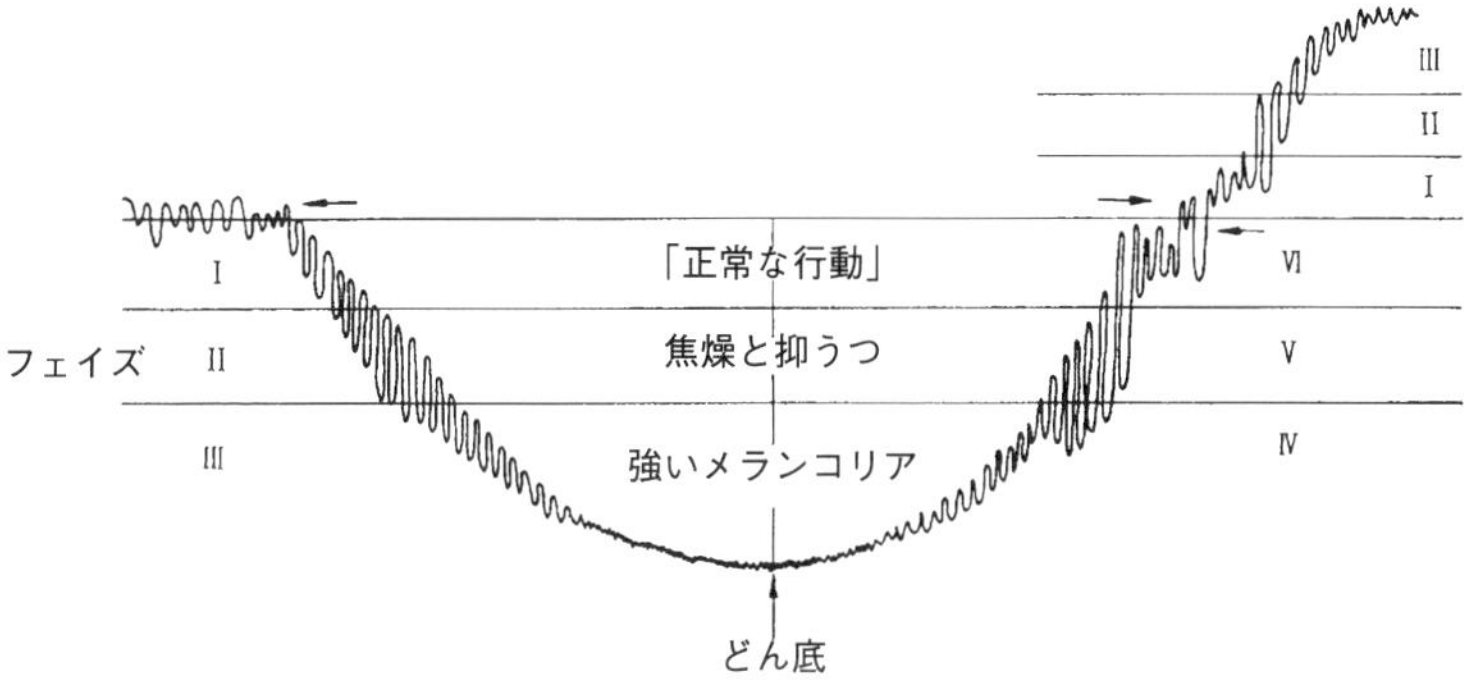

図 2-1　クレイネスによるうつ病相のシェーマ

臨界性とは何か

あらためて回復期とは臨界的な病期であることを確認しましょう。ここで筆者が「臨界的」というのは、たとえば一つの事象を取り上げた場合、それがあらかじめ定まった意味や価値をもたない不安定性を示す、という意味です。

たとえばこの時期の抑うつは、ちょっとした気分の変動にとどまる場合もあれば、病相が再燃する呼び水にもなりえます。あるいは社会復帰の困難さに出会ったゆえの落ち込みでもあれば、無理をしないためのある種の防衛でもあり、あるいは心理的な喪のプロセスの発来でもありえます。繰り返しになりますが、これらはあらかじめどれと決まっているのではありません。患者の内的な構えや周囲との関係などの治療的パラメータによって鋭敏に揺れ動きます。

このように回復期においては、事象は両義的、多義的であり、どちらに転ぶかわからない不確定性をはらんでいます。おなじ現象でも、それは改善へとつながる場合もあれば、悪化の引き金となることもあります。すなわち、よくも悪くもなりえます。

たとえば怒りの感情は、しばしば罪悪感から抑うつへ転じる契機となります。しかし病期からの離脱や依存的な対象関係からの自律へのきっかけ、つまりは「ふんぎりがつく」ことになる場合もあります。あるいは逆に、ある種の断念や、さらには反社会的な人格形成にいたる場合すらありえます。

またうつ病の回復期は、一つの事象が生理的なものであるのか、心理的なものであるのか、言い換えれば、内因性なのか心因性なのか決定しがたいという特徴をもちます。たとえば、抑うつ的な変動が起きたとき、それが基底の気分の変動なのか、あるいはイベントに反応したものかの判別はしばしば困難です。

さらに付け加えるなら、自己と対象、自己と外界との間の決定不能性です。患者はしばしば、問題となっているのが自分のことなのか、相手のことなのか区別がつかなくなります。

たとえば相手が悪いという感情はすぐさま自分が悪いに、相手が理不尽なことをしているはずが、いつのまにか自分が情けないからこうなるに転じます。逆のパターンもあります。あるいは、自分とは関係ない会話を、ふがいない自分に対するあてこすりのように解釈します。あるいは、会社や家族のことを、常日頃以上に、自分の一部であるように心配します。こうした傾向は、根底にある自己愛的対象関係の現れでしょう。

最後に忘れてはならないのは躁とうつの決定不能性です。うつのさなかに躁がちらりと顔をのぞかせたり、混合状態と思われる様態が垣間見られます。

このように回復期の臨界性は、巨大な決定不能性を示します（表2-1）。それゆえ一義的に決めつけない、柔軟な姿勢が要請されます。ここでは論の都合上、生理的なものと心理的なものに敢えて分けて論じることにしましょう。

表 2-1　回復期の臨界性

不安定性	
決定不能性	
生理／心理	内因／心因
回復／増悪	躁／鬱
自分／他人	

III　回復期の生理

クレイネスの図が示すように、回復期は変動を特徴とします。悪夢が頻発したり、いったん改善したはずの睡眠障害が再出現するなど、さまざまな変化が見られます。重要な兆候はもちろん気分の変動です。

いわゆる笠原の小精神療法の原則にある「治療中、病状に一進一退のあることを繰り返し指摘すること」は、この時期にもう一度あらためて強調しておく必要があります。というのも、患者は改善のめどがたち始めたところに、あるいはよくなったと思った矢先に、落ち込みを体験するのであり、その落胆は想像以上に大きいものです。

また、この時期の変動はしばしば急激なものとなります。その場合には、「一進一退」という表現は少し甘いでしょう。

急激な変動は、強い不安を惹起するものとなります。場合によっては症状化します。こうした落胆や不安は、自ら追いつめ、以前のうつ状態を再び招き寄せることになります。あるいは早急な社会復帰へと駆り立てるものとなります。

この時期の気分変動への対処の仕方として、筆者はしばしば吊り橋のたとえを使います。川の両岸が、それぞれうつ病の極期と治癒した状態に対応します。患者はいわば吊り橋の中途にいて、対岸に渡ろうとしているのです。この場合、川底を覗き見るとすくむし、向こう岸を見るとあせります。この場合、ただ足元を見てこつこつと歩み、気がついたら渡り終えていたというのが成功するコツのようなものです。

とくにふわっと上がってストンと落ちるような変動は危険です。若年の事例では、リストカットや過量服薬を誘発する危険が高くなります。

また、回復期では、患者は「尺度のなさ」とでもいうべきものに苦しむものであることを考慮すべきです。治療者の側からみれば明らかに改善が認められても、彼らはしばしば「はたしてよくなっているのかわからない」「いいのか悪いのか皆目見当がつかない」などと困惑を示します。そこに気分変動が起こるとき、心理的に動揺がもたらされるのは想像にかたくありません。たとえ微細な落ち込みでも、患者にとってみればさながらエアポケットにストンと落ちたように感じられ、すくみ、怯えるものです。

もちろん、躁的な方向への気分変動にも注意しなければなりません。躁転や混合状態はもちろんのこと、微細な変動でも経過に及ぼす影響は大きいものです。一時的に気が大きくなって決めたことが、後々患者にとって大変な負担になることはしばしば見かけます。こうした意味でも、回復途上における職場復帰の希望は、変動の消退を見極めるまでは棚上げにしてもらうのがよいでしょう。

□症例E

初診時三十六歳　男性

大学卒業後、建設会社に就職した。

元来、凝り性で、物事に熱中し、徹底してやらないと気がすまない。周囲に気を遣うが、ときに空回りになることがある。仕事のうえでは高い評価を受け、上司の信頼も篤い。

一年前、本人が企画したプロジェクトが立ち上げられたが、予想に反して難航した。収支が赤字を計上することが明らかになった頃から、体調の不良を訴えるようになり、休みが目立つようになった。それでも部署は、Eのこれまでの実績を考慮して不問にして様子を見ていた。Eも何とか出勤しようと努力をしたが、他方で、だらしがない姿を部下に見せたくないと、調子の悪い午前中は休み、午後から現場に顔を出し、夕刻から深夜にかけてがんばるという勤務態様となった。しかし状態は改善せず、思い余って休職を申し出て、精神科クリニックを受診した。

初診時、強い生気的な抑うつ気分、抑制を認めるとともに、日内変動が顕著であった。抗うつ薬を漸増したところ、一定の改善を示し、患者はまもなく復職を希望した。その頃になると、Eの元来の几帳面で熱中的な傾向がより目立つようになっていた。

Eはまず住居全体を整理する予定を立て、それをスケジュール通りにこなすと、充実した満足感が得られたと報告した。次に、一日の計画を綿密に立て、読書や運動などに精を出すようになった。読書は啓発書を中心に、メモを取りながら読みあさった。運動はアスレチッククラブで四時間にもおよび、体脂肪は一〇%を切り、筋肉が隆々と発達した体型が形成された。また、今後の会社でのキャリアの中長期および短期の計画を立てるとともに、この数年、業績の上がらない会社の再建策のレポートに取りかかった。診察時には、落ちついており、躁的な言動は見られなかったが、あたかも自分の計画やその説明に酔っているようにも感じられた。

治療者は、患者の気負いを指摘し、復職はそれが和らぐまで待つように指示し、炭酸リチウムを二〇〇～六〇〇㎎追加した。その後患者は、頭がすっきりするようになったと述べ、傍目からは、気負いが抜けてきたように感じられた。当時、患者は自己評価と会社からの評価が食い違うことを不思議そうに語った。患者がとても良い仕事をしたと確信しているときには、かえってそれほどの評価を得られないとのことであった。

初診から四カ月後、軽減勤務から開始して、復職をすることとなった。その頃、患者は再び気負いを見せ、「復帰したら仕事は意味のあるものをしたい。何に役立っているのか、全体からみて無意味と思われることをやるのは耐えられない」と述べた。治療者は、患者の対象＝会社との一体化を示すとともに、健康を回復するまでは、視野をむしろ狭くして、目の前の課題に専念するように示唆した。その折、Eは発症前のプロジェクトで失敗したことを始めて陳述した。

復職後、一カ月目頃、「上司と考え方が違う。彼は会社のことを考えていない。そんな人にはついていけない」と述べることがあった。実際にはEはまだほとんど仕事らしい仕事をしていなかったのだが、上司に対して会社のあるべき姿を主張したところ、「今は無理をしないように」と言われたとのことであった。この時期、数日体調を崩したと休むことがみられた。治療者は再度患者の対象との一体化について指摘し、軌道修正を求めた。

この症例は、執着気質を背景にしたうつ病です。下田の執着気質は、躁うつ病一元論時代のものであり、それゆえ双極性とアフィニティをもつ類型です。

Eはまだ回復途上にあり、健常時の活動性にはまだ及びもつかない状態にもかかわらず、あたかも経営者にでもなったかのごとき考えを開陳しています。つまり誇大的なのです。Eの場合はそれほど混乱の度は強くはなく、また軽躁状態にまでは至りませんでしたが、回復期によくみられるこうしたちぐはぐさは、経過を損ねる要因となります。

もう一つ、誇大性の現れ方を指摘しておくと、「やってもらってあたりまえ」という心性が出現することがあります。たとえば、仕事を軽減してもらうなどの配慮を、あたかも当然の権利といわんばかりにふるまいます。それまで謙虚な姿勢で復職のプロセスを歩んできた人が、回復期のある時期にこうした態度に転ずることが時として起こりえます。これは自己愛的な病理が露呈したとも考えられますが、いずれにせよ周囲の支持を失う危険もあり、気をつけておいてしかるべき心性です。

アキスカルら（Akiskal et al 1987）は、いわゆる双極スペクトラムにおけるうつ病の示す病像をまとめています。それによると、抑うつ気分や悲哀は目立たず、運動抑制が前景に立ちます。また、極度の疲労を呈しながらも脳裡には思考が駆けめぐり、早口でいらいらしており、内的不穏を隠そうとしません。あるいは過眠、過食、性欲の亢進を示すこともあります。混合状態に至るとさらに混乱した病像を示します（表2-2）。これらの状態は、双極性が著明になる回復期にも顔をのぞかせる可能性は、心に留めておくべきでしょう。

こうした生理的な不安定性に対して、気分安定薬の投与が考慮されてしかるべきです。Eでは炭酸リチウムが選択されました。もともと彼の場合には、炭酸リチウムは、元来の執着気質が療養に際して空回りをしていたことに対して処方されていたものです。実際、しつこさやこだわりというものを緩和する作用を示しました。ときにこの作用は、患者の持つ創造性を阻害するものとして忌避されることもありますが、Eでは有効でした。

気分変動は自生的に起こるだけではありません。むしろこの時期は、うつ病の極期にみられるような環界から影響を受けない（umweltstabil）という特性は姿をひそめ、むしろさまざまな出来事や対

表 2-2　双極性うつ病の混合状態

・容赦のない不機嫌とかんしゃく
・制止を背景とした精神運動性激越
・激しい性的興奮
・極度に疲れているのに頭の中では思考が駆け巡る
・頑固な不眠
・パニック発作様の浮遊する不安
・自殺についての強迫観念と衝動

(Akiskal et al 1987)

人関係などによって容易に変動し得ます。あたかも内因反応性（endoreactiv：ヴァイトブレヒト、Weitbrecht）という用語が当てはまるかのような様態をとります。

クレイネスの図が左右対称的であり、また疾病の経過における入口と出口がしばしば似たような状態をとるという経験的事実から敷衍《ふえん》するなら、うつ病の病初期には、回復期と同様に、変動の強い、そして環界から影響の受けやすい時期があることが推測されます。近年、うつ病は心理的負荷やストレスより起こるということがいつのまにか定説としてまかり通るようになっています。安易な心因論や、あたかも機械論とおぼしきストレス学説を導入することには慎重であるべきですが、こうした見かけの変化は、軽症化にともなって、こうした環境からの影響をこうむりやすい局面が前面に出ていることによるのかもしれません。

ひるがえってEの病初期を考えてみると、彼自身が考案したプロジェクトの失敗が発症の契機となっているようにみえますが、そのプロジェクト自体が凝りに凝った細密でかつ壮大なものであり、他のスタッフの能力をはるかに超えるものでした。それゆえ微細な躁とうつが入り混じった状態が先行していた可能性があります。つまり回復期に顔をのぞかせるソフトな混合状態が、病初期にも起こりうることが示されています。

Ⅳ　回復期の心理

回復期の心理として重要なもののうち、ここでは二つのものを取り上げます。一つはある種の「傷つきやすさ」であり、今一つは「あてはずれ」という病理に関わるものです。

傷つきやすさ

仮にクレイネスの示すような経過をたどったとき、回復期は極期から抜け出しつつある時期、あるいは抜けたばかりの時期にあたります。生理的特性と同様、心理的にもこの時期にはそれまで環境から影響を受けない（umweltstabil）であったのが、あたかも反転して、むしろ脆弱で不安定（labil）ともいえるような様態になります。患者の心理は凍結された状態にあったところから、ようやく解き放たれるのですが、きわめて傷つきやすい様態にあります。

たとえば、メランコリー親和型性格の人であれば、この時期、かつての性格防衛はいまだ発動していないか、あるいは有効に機能していません。いわば鎧のない状態で現実に向き合うのです。日常に戻るといっても、それはある種の「生の現実」に出くわすのであり、なにか久しぶりに旧友にあったかのごとく、なつかしくもありますが、まだなじまず、どこかぎこちないものです。些細なことに反応しやすく、ちょっとしたことで落ち込んだり、はしゃいでみたり、あるいは普段は考えられないような怒りなどの衝動のコントロールの悪さを示すことがあります。

対人関係でも敏感になります。周囲との交感性が例外的に高まる時期です。他人の気持ちに振り回されやすく、とくに拒否されることに過敏であり、傷つきやすいものです。いわゆる拒絶に対する過敏性（rejection sensitivity）という心性です。うつ病者は概して精神療法抵抗性を示しますが、この時期はよきにつけ悪しきにつけ、治療者の言葉が与える影響は大きいのです。

回復期においては、うつ病の病的（morbid）なものは、まだ患者の精神世界に統合されないままです。「あれはいったい何だったのか」と、過ぎ去りつつある病的なものにとまどいます。場合によっては、ここに至ってはじめて辛かったことが実感され、怖れたり怯えたりします。しばしばこの病的なものは否認され、患者はついつい駆け足となります。同時に患者は、行く先にある、回帰すべき現実が少しずつ見えてきます。病初期の辛かったことが思い起こされたり、回復途上の機能回復が予期に反して思わしくないのに愕然としたりします。

□症例F

初診時三十七歳　男性

大学卒業後、メーカーに就職した。五年前に結婚し、一子をもうける。性格的には真面目、几帳面。争いごとが嫌いで、自分をあまり外に出さない。こつこつとこなすタイプで、周囲から信頼されている。

主任に昇進してから三カ月たった頃から、不眠、易疲労感から抑うつ状態を呈し、メンタルクリニックを受診した。SSRIを中心とした薬物療法にて、一時病状が改善したため、二カ月後に通院を中断した。しかしその後も集中力や判断力がなく、仕事がはかどらないため、上司の勧めで精神科外来を受診した。

初診時、Fは抑うつ気分、抑制、焦燥など、中等度の抑うつ状態を呈し、希死念慮も否定はしなかった。治療者は療養を指示するとともに、薬物療法を再開した。SSRIを極量まで漸増したが、若干の改善をみるものの、二カ月経過した時点でも復職への展望が開かれなかったため、イミプラミンにスウィッチングを行い、一〇〇mgまで増量したところ、回復軌道にのった手ごたえが得られた。初診後四カ月経過した時点で、復職可能と判断され、半日勤務から負荷を漸増して、一カ月後には、残業をしないことを条件として、通常勤務に復した。仕事の内容については、主任としての責任の負担がかからないことを除けば、発病前と同等のものを割り当てることとした。

通常勤務を始めて二週間目に、伝票の記載を間違えるという些細なミスを一つしたところ、Fはそのことを気に病むようになった。周囲は、「そのようなことは誰にでもある」などと声をかけて気遣ったが、なんとなく突き放されたように感じた。そして「自分には能力がないのではないか」「この先やっていけるのか」と否定的な考えを述べるようになった。風邪をひいたこともあり、それを理由に週末を含めて五日間の休養を導入して、状態は一応回復した。

二カ月目になった頃、睡眠が安定せず、夢を見て目覚めるという訴えがみられた。内容を聞いてみると、仕事で追いつめられているシーンを見るとのことであった。このことについて連想を求めたところ、発病前のエピソードが語られた。

異動して主任となった部署は、数年来業績がかんばしくない状態が続いていた。Fの上司である部長は、役員への説明に彼をその都度連れて行き、そのうちに彼一人で行かせるようになったとのことであり、それによって上司からの厳しい質問を毎週受けることになったとのことであった。この夢が語られた前後、Fは再び易疲労感や微小観念を呈し、その後もしっくりしない表情を見せ、不全感をしばしば表明した。

本症例は、メランコリー親和型性格を背景とし、昇進という状況を背景に発病した事例です。

Fの回復期では「傷つきやすさ」がまず目につきます。この時期には、上司や家族のちょっとした言動でも、批判や非難と受け止めがちです。さらにはFのように、そうしたことがなくとも、瑣末な失敗を契機に自分を追い込むことがあります。しかも周囲の配慮を「突き放された」と感じています。そして、落ち込みにとどまらず、微小観念を抱くまでに至りました。

Ｆの発病には、昇進によって会社という対象との関係が大きく変化したことが、状況因として関与しています。ひたすら真面目で、信頼のおかれる部下として庇護されるというパターンは、昇進にして管理職になることによって、見出しがたいものとなりました。少し論を先取りすることになりますが、対象喪失が起こったのです。

たとえ生理的に抑うつが回復しても、Ｆにとってこの対象喪失は解消されていません。些細なミスから微小観念にいたる動揺には、庇護を失った心細さが反映されています。よるべのない自己が剝きだしになっています。

さらにＦの場合、昇進だけでなく、上司からの理不尽な処遇により、役員からの厳しい質問にさらされるという外傷的体験が加わっています。つまり、会社の庇護的な側面とは対極的なものに立ち会っています。

注目しておきたいのは、Ｆの外傷的体験は回復期になって夢に回帰し、そして面接場面で語られたということです。先の症例Ｅも、発病に先立つプロジェクトの失敗を治療場面で語ったのは、復職後です。一般に、心理的課題は生理的回復に遅れてやってくるのであり、しばしば回復期に登場します。この経験則は知っておいてしかるべきです。

Ｆには今後、昇進と外傷的体験によって壊滅した対象関係をどのように再建するかが、重要な問題として残されています。理屈の上では、それがクリアされるまでは、「傷つきやすさ」は続くことになります。さらには、理不尽な処遇に対してもってしかるべき怒りとどう折り合いをつけるも、課題として残されています。これはうつ病者にとって相当困難な課題であり、Fのしっくりしない顔の背景にひそんでいるように思われます。

あてはずれ

うつ病の精神病理として「喪失」は中核的な重要性をもちます。極期にはメタサイコロジカルに想定され、「かのごとき了解」にすぎない喪失が、回復期では具体的な形をとって顔をのぞかせます。そして、その病理はいくつかの水準において現れます。

もっとも日常心理的なものとしては、病いに罹患したことの現実的な意味を知るということです。多くの患者が、ここにきて人生の上で大きな損失をこうむってしまったことに気づきます。この点については、身体疾患の場合とそれほど大きな差異はありません。だがうつ病の場合、損失の自覚は潜在している「喪失の病理」を活性化させ、より大きな動揺を与えるものです。

端的に損失を歎く場合もありますが、むしろ「申し訳ない」「迷惑をかけた」といった罪悪感の形で表出され、さらには「取り返さなければ」という心性につながり、あせりや気負いへとなだれ込みます。あるいは躁的防衛が発動されることにもなります。この「取り返さなければ」という思いは、回復期においてほとんどの患者が抱くものであると考えてしかるべきものです。

患者が喪失に直面するパターンとして、代表的なものが「あてはずれ」です。これはいましがた述べた「申し訳ない」「迷惑をかけた」といった心性からはちょっと考えにくいのですが、それゆえに注意しておかなければならない陥穽です。

患者は罪悪感を抱く一方で、どこかで、周囲は自分を受け入れてくれるだろう、と思い込んでいるふしがあります。この錯覚は病前に機能していた対象との幻想的一体化の名残りです。あくまで幻想的なものなのですが、病前は患者の尽力や献身がそれを現実のものとしていたのです。

しかし、患者はほとんど社会的に機能していない状態にあっても、この一体化があたかも存在するかのように思い込みます。それゆえしばしば甘い見通しをもつのであり、そこに現実がそう甘いものでないことに直面すると、しばしばうつが再燃します。

症例Fでは、復職して二週間目に小さなミスをしましたが、それに対して「そのようなことは誰にでもある」と慰めた周囲の気遣いを、「突き放された」と感じました。これは「傷つきやすさ」の病理として取り上げましたが、「あてはずれ」も差し挟まれています。本人は申し訳ないと微小感、罪悪感に陥っているので、気づかれにくいのですが、自分はどこかで許されているという自己愛があります。

それゆえ「そのようなことは誰にでもある」では満たされません。というより、何を言っても、この自己愛は満足させることはできません。もちろん本人はこの幻滅には気づいておらず、ひたすら微小感、罪悪感に浸っています。もし少しでも気づいたときには、再燃や、場合によっては自傷にいたります。それでも意識の論理は、幻滅ではなく、罪悪感からそのような経過になったとするでしょう。

症例Eの場合、発病にはプロジェクトの失敗というイベントが先駆しています。これは失敗体験という挫折、それをカバーするための無理、といった負荷に加えて、自己愛的対象関係に対する打撃という意味をもっています。つまり幻想的な一体感が破られたのです。もちろんEはそのことに気づいてはいません。

Eの執着気質的傾向は、療養中にも発揮され、空回りする傾向がありました。炭酸リチウムによって緩和されましたが、復職が近づくにつれて、再度賦活されました。復職後には、すでに述べたように、あたかも社長の立場からのような意見が開陳されました。これは気分変調にともなう誇大性と考えられましたが、他方では、幻想的一体化という自己愛の病理です。

そして上司の「無理をしないように」という妥当な見解に対して、一時的に調子を崩すことになりました。これは彼の見解が受け入れられなかったことによる、「あてはずれ」の病理の発動です。あるはずだった承認や一体感が、実はなかったことに直面したのです。

ただ、Eの場合、こうした熱中性や自己愛に対する指摘を受け入れる柔軟さがあったため、一定の軌道修正は可能でした。熱中性＝対象との一体化は、健常時にはすぐれた仕事をするというメリットでありますが、同時に再発のリスクにもなりうるものです。執着気質の持つ美点を温存しつつ、他方で対象との節度ある距離を保つという、一体化とは別のもう一つの系を発展させることが今後求められるでしょう。

喪失をめぐって、さらに考慮しなければならないのは、うつ病の精神病理がもつ、ある種の人間的真理です。ほんの少し難解な病理論に触れるなら、うつ病の「喪失の病理」はどこかでわれわれの「存在の底」なるものへと通じています。

このもっとも深い喪失の病理は、ただ単に「もっていたものをなくした」という単純に否定的な意味しかないのではありません。そのもっていたものは、ひとたび失えば、悲哀反応にとどまらず、うつ病を発動させるほどのものであったのです。

それは私というものがまず確固としてあり、その私が所有しているのだ、というたぐいのものではありません。それは私の一部であり、分身であり、さらには私の存在根拠《レゾンデートル》を与えるものとして、私自身でさえあります。それゆえにこそ、私の存在全体が抑うつに沈んだのです。

さらにいえば、それは私が私であるためには失わなければならなかったもの、私にとってはすでに失われたものであるのかもしれません。ときに患者は、極期に逢着したあの懊悩、あの苦しみの意味はいったい何だったのだろうかという解のない問いの前に佇みます。おそらくそこには何らかの人間的真理が開示されているのではないでしょうか。

作家、コピーライターの中島らも氏は、自らの闘病記のたぐいを出版している（中島 二〇〇二）。そのなかでは、彼が経験した最初のうつ病相が比較的すみやかに良くなったとき、「あっさり治ってしまうことに対する口惜しさ」を感じたと述べている。

V　慢性様態からの離脱可能性について

これまでの回復期の議論を踏まえたうえで、慢性様態からの回復について考察を加えましょう。冒頭で述べたように、近年のうつ病は軽症化した一方、かならずしも回復しやすいとは限らず、慢性化・遷延化する事例も少なくないと思われます。

回復期からみた慢性様態の捉え方

うつ病の遷延化・慢性化はどのように把握されるでしょうか。一つの可能性として考えられるのは、まったく回復期へと至らない場合です。上に記述したような、不安定な局面、臨界的な事象が到来しない事例です。どの程度かは定かではありませんが、一定の割合で、いわゆる治療抵抗性と呼ばれる群のなかには存在するでしょう。ただ、今回は行論の都合上、こうしたケースは考察から除外します。

遷延化・慢性化する群の大部分は、回復期を通過することに何らかの形で躓いた症例でしょう。回復期から後戻りした事例、それを反復する事例、あるいは回復期の課題を引きずったままなし崩し的に慢性様態へと以降する事例などです。

こうした病態を特徴づけるのは、以下のような捉えどころのない病像です。

（1） 抑うつが存在するが、極期のようなクリアな病像は示さない
（2） 程度や頻度の差はあれ、回復期の不安定性が出没する
（3） 経過において、極期→回復期→治癒というダイナミズムが失われている

つまり極期のような病態でもなければ、回復期の兆候が著明に見出されるわけでもない、捉えどころのない様態です。もう一歩進めるなら、回復期の病理が瀰漫《びまん》性に飛び散ったかのような抑うつ状態と言えるかもしれません。少なくとも臨床的にはこうした把握が有用だろうと思われます。以下にこうした疾病観にもとづいて治療論を展開してみます。

一般的な治療戦略

当然のことですが、慢性様態の治療は急性期とは異なります。ところが、急性期には薬物療法にせよ精神療法にせよ、一定の原則があるのに対し、慢性期では原則らしきものさえほとんど確立されていません。それゆえまず必要なことは、急性期モデルからの切り替えです。

しかし多くの事例でこうした治療戦略の転換はなされていないようで、なし崩し的に移行しています。一つの要因は、回復期を臨床上重要な里程標としてマークしてこなかったことにあるでしょう。慢性様態へと移行する兆候がみえたなら、切り替えをすみやかに行なわなければなりません。その第一は、もっとも大きな枠組みの一つである治療期間の見直しです。それもかなり大胆に行うべきで

す。少なくとも、もうひと月、もうひと月という具合に、休養を逐次投入するような愚策に陥らないように気をつけなければなりません。

また、ほかの慢性疾患と同様に、シック・ロールの維持が危ぶまれることにも注意する必要があります。社会学者パーソンズ（Parsons 1951）が提唱したように、病人とは一方で社会的な義務を免責されますが、他方で病気を治すための努力をする責務を負うものです。しかし慢性疾患では、ともすれば前者の免責だけが強調され、責務の側は背後に退きがちです。

さらにうつ病の場合、瀰漫的に挿入される回復期の病理によって、この傾向はより顕著となります。いわゆる素人目に「病気か性格かわからない」ように見える状態です。素人ならずとも「病気に甘えているのではないか」「怠けたいだけなのではないか」という印象を受けます。つまりは、上述したように、生理的なものか心理的なものか判別が困難な病態を示します。

それゆえ「病気である」ということ、およびそれが治るものであることは繰り返し確認する必要がありあります。それによって士気の低下を防ぎつつ、免責と責務のバランスのとれたシック・ロールを維持するべきでしょう。

シック・ロールにかぎらず、ともすれば、いたるところでメリハリがなくなるのが慢性期の特徴です。加えて、うつ病においては回復期のもつ臨界性の病理が目立たない形で存在します。すでに述べたように、個々の現象の臨床的意義が定まらず、ひとつの指示や処置が良くも悪くもなる契機となり得ます。そのため、病理はとらえがたく、治療の方針、指示はあいまいなものとなり、臨床的決断は鈍ります。こうした陥穽が常に存在するのであり、慢性様態の治療を困難なものとする要因となっています。

生理的課題

慢性様態における生理的な治療課題を敢えて整理するとしたら、①抑うつの改善、②気分変動のコントロール、③生活リズムの調整、などが挙げられるでしょう。それほど急性期と変わるわけではありません。ただ、急性期のように「休息」というしっかりした基軸があるわけではないので、繰り返し確認する必要があります。

とくに気を付けなければならないのは、①よりも②と③の方を優先すべきであるということです。言うまでもありませんが、気分変動や生活リズムの調整なしにうつ状態が改善することはほとんどあり得ないということです。気分や意欲の上昇を求めてやみくもに抗うつ薬を取替え引き換え投入するのは避けられるべきことです。原則的に抗うつ薬は充分量処方されるべきですが、他方、無用で有害な気分変動をもたらしていないか、あるいは自然な回復力を阻害していないかについて、検討されてしかるべきでしょう。

慢性様態においては、気分変動はあってもあまり目立ちません。しかし、あらためて患者に確認してみますと、意外なほど明白に存在する場合が多いのです。そして存在するときには、たとえ微細なものであっても、病気が回復軌道に入ることを困難なものにします。もちろんこの変動は患者にはコントロールしがたいものであり、気分安定薬の投与などによる医学的な介入が必要です。ただ、変動が常に否定的なものとはかぎらず、回復の兆しであることもあります。回復期におけるほど臨界性は顕著でありませんが、慢性様態においても事象の意味は両義的であり、治療のさまざまなパラメータによって変化します。

生活のリズムの確立は、患者の心がけに負うところが大きいものです。シック・ロールにおける患者の責務にあたります。急性期におけるような徹底的な休息は求めることはできないでしょうが、慢性様態でも基本であることには変わりはありません。ただし療養があまり窮屈にならないようには配慮すべきで、転地や小旅行程度は許容されてもしかたないでしょう。その際の指針になるのが、睡眠-覚醒リズムに代表される、生活リズムが維持されることです。

心理的課題

慢性様態では、回復期と同様に、起こっている事象が生理的なものであるのか心理的なものであるのかの決定は困難です。たとえば気分と認知の関係は、認知療法の前提にみるように、逆立することもありえます。それどころか慢性期では、気分＝生理、認知＝心理といった、その分節さえあやしくなります。それゆえ、慢性様態では心理的な働きかけは常に要請されるのであり、同時に、先行研究をもちだすまでもなく、困難な課題でもあります。

慢性様態では、回復期に関して述べた心理的問題が常に存在するのであり、それが回復の妨げになっています。だが同時に、それがどのようなものであるのかを把握することは、慢性様態からの離脱をするための手がかりとなり得るでしょう。治療抵抗性を形成するさまざまな心理的課題のなかで、ここでは①対象との分離、②疾病の人間的真理の二つについて触れておくことにします。

対象との分離

うつ病者の回復にとって、対象関係の再建はきわめて重要な課題です。順調に回復した事例では、従来の有効に機能していた対象との関係がすみやかに再構築され、さしたる問題とならないかもしれません。しかし慢性様態に陥るとき、対象関係は抜き差しならない様相を呈することになります。従前、「思いやり」や「気配り」などとして機能していた彼らの同調性は空回りします。

飯田（一九七八）はうつ病の慢性化を依存と自閉の二つの型に大別しましたが、それらはいずれも対象との健全な関係の構築に失敗した様態を示しています。たとえば依存型では、従来は患者の側からの尽力と対象からの庇護の間にバランスが保たれていたところに、疾病によって患者の側から与えることが不可能になるや、一方的な依存への要求として自己愛的な病理が露呈されることになります。あるいは初手から満たされないことを要求することによって、そこに攻撃性が隠微に差し挟まれることになります。さらに自閉型になると、諦念にいたり、ときにはあたかも反社会的人格であるかのような病態にさえいたることがあります。

うつ病者の自己愛的対象関係は、すでにフロイトが指摘しています（Freud 1917）。彼によると、メランコリーでは、自らが抑うつ的になることによって、取り入れた内的な対象を攻撃しているのです。こうした力動の背景には恨みの心性が想定されるでしょうが、問題は彼らの場合、自分は自分、対象は対象というふうにはならないことです。自分を攻撃しているのか、他人を攻撃しているのか判然としません。また、外的に向けて対象を攻撃するわけではなく（攻撃した場合でもそれですっきりするわけではなく）、かといって自分から切り離すわけでもないのです。こうした対象関係は、大きな治療的抵抗となります。というのも、治るということは、対象を許し、対象への攻撃をやめることを意味するからです。

□症例G

初診時三十五歳　男性

抗うつ薬への反応はよく、順調に回復するように思われたが、復職が問題になる頃になると増悪するというパターンを繰り返している。

抑うつ気分や抑制に加えて、普段は紳士として通っている彼に似つかわしくなく、いかにも面白くなさそうな、そして皮肉っぽい表情をするのが目立った。発病に際して、上司から理不尽な、人格否定的な叱責を受けており、会社もそのことの問題を認め、すでに配属を代えることを決めていた。増悪すると夢が増え、「仔犬を何人かの子どもがいじめているのを自分が注意しようとする」といった報告がなされるのだが、発病当時の叱責を受けたエピソードには自分から触れることはなく、また治療者から取り上げても気のない反応に終始した。また、月に一度くらいの割合で妻が「爆発する」ということがみられた。彼女は、ともすれば患者の抑うつに対して、自分がいたらなかったのではないか、何をしてあげればよいのかと自責的になることがあったが、それが高じると「爆発」になるようだった。

ただ、患者の表情から察するに、そのいかにも面白くないといった皮肉っぽい態度が、妻の爆発を誘発していることがうかがわれた。そして「本当に治るんですかね」と言いつつ嘆息することがしばしば認められた。

この事例では、理不尽な叱責をした上司への怒りは否認され、その代わりに、これもまた否認されるのですが、庇護者である妻への間接的で隠微な攻撃がみられています。そしてはからずも強い感情的な攻撃を受けるという体験を反復することになります。そこには単に、叱責された傷が癒えないというだけではなく、こうした対象関係から身を引き離すことができないという病理が読み取られます。「本当に治るんですかね」と言う言葉には、そんなに簡単に治るわけにはいかないという回復への抵抗が含まれているように思われます。

うつ病からの回復に際しては、「自分だけが苦しんでばかをみた。今さら何もなかったかのように治ったとされてはたまらない」といった治療抵抗的心理に留意しなければなりません。対象と分離して自己を確立するか、自己愛的対象を取り込んで道連れにしつつ病的な状態に沈むか、どちらがあるべき姿なのかは、病者の立場からすればそれほど容易な選択ではありません。ただ、いささか欲張りかもしれませんが、患者が自律的な自己を確立する機会ともなりうるという治療的視点も忘れないようにしたいものです。

疾病の人間的真理

うつ病の自己愛的対象関係を言い換えると、「自分にとって不可欠な対象があり、同時にそこから分離しなければならない」ということが示されています。これは病理でもありますが、同時に、われわれ人間に共通するディレンマでもあります。それゆえ、抑うつには「人間的真理」なるものが含まれているはずです。

ここでいう対象とは、人間の行為や欲望を方向付ける対象でもあります。それは理想的な、十全な対象です。健常者は、「それがあるかのごとく」といった、微妙なバランスのもとに、日々の営為を遂行しているのでしょう。知の水準では、対象は幻想的なものであることは承知していながら、行為の水準では、あると信じてふるまうのです。あるいはその逆なのかもしれません。

裏返していえば、うつ病者はこうしたダブル・スタンダードが隠蔽しているところの、対象が実は失われているということ、さらに言えば、対象は最初からないということ、そうした真理にどこかで触れているのかもしれません。

□症例H

初診時三十八歳　男性

二年間、前医において少量の抗うつ薬の処方を受け、その後遷延していた症例。

学童期から、時折、厭世的な観念にとらわれてきたが、抑うつ状態となっていっそうそれは強化された。診察ではいつも力なくにこにこと笑みをたたえており、しかも屈折した攻撃性を感じさせることはなかった。充分量の抗うつ薬を投与するとともに、リハビリテーションを導入して、一年後に復職し、その六カ月後には病前の機能を回復して寛解にいたった。その折、従前の厭世的な認知について治療者が確認したところ、一瞬だが、めずらしくにこにことした表情が消え、「深く考えなければ大丈夫です」という回答がなされた。

健常な立場からすれば、患者の厭世的な世界観は「認知の歪み」にほかならない。しかし患者にしてみれば、ある種の真理に触れてしまったのであり、この真理は「なった者でしかわからない」ものです。「深く考えなければ」というのは、この厭世的な観念は決して癒やされることのない宿痾のようなものであり、健常人はただ忘れているだけのもの、という思いが込められているのではないでしょうか。

昨今、ＥＢＭを捕捉するかのようにナラティヴ・ベイスド・メドスン（ＮＢＭ）なるものが提唱されています。ただ筆者が不満に思うのは、ＮＢＭが真に治療的なものとなるためには、「患者はまさに真理に触れているのだ」という視点にまだまだ欠けているように思われることです。もちろんこうした「真理」の与える苦悩から患者は解放されてしかるべきです。ただしそのためには、いったんわれわれの常識的な世界観を脇に置いて、疾病にこそわれわれの真実が含まれているのだと、一歩病者の側に歩みだしてみることが必要でしょう。とりわけ治療抵抗性の相にある病者にとって、自らの陥っている事態に意味が与えられてはじめて、そこから離脱しようという意思も拓かれるのではないでしょうか。

Ⅵ　おわりに

繰り返し述べたことですが、うつ病の病像が明らかに軽症化しているにもかかわらず、回復過程はかならずしも容易ではありません。

精神科臨床が全般にソフト化するのと軌を一にして、うつ病臨床が次第に焦点のぼやけたものとなっています。実際、軽症事例において抑うつを明確に把握することはそれほど容易な作業ではありません。今までなら、多くの事例が一目でそれとわかったものですが、昨今では丁寧に時間をかけて診察した末に、ようやくそれとわかる事例が多数を占め、さらには経過を追跡するうちに、「やはり抑うつがあったのだ」とあとから納得する場合も稀ではありません。

したがって少し雑になると、漫然と「うつではないか」と取り敢えず見立て、そして漫然と治療がなされるといった臨床に容易に逸することになります。しかも外来の事例の増加による診察時間の短縮は、こうしたあいまいな事例を大量に産出させることにつながっています。

しばしば見かけるのは、明確な戦略が立てられることなく、抗うつ薬が「取りあえず」といった趣で、中途半端な用量処方され、回復軌道にのらない事例です。そうした場合、往々にして休息がはっきりと指示されないまま、めりはりのない治療がだらだらと続いています。「では週に二、三日出勤してはいかがですか」などと啞然とさせられるような、指示ならぬ指示が出されることもあります。いったん休養が導入されても、患者が希望するのにまかせて、復職診断書が拙速に提出され、経過を損なうにいたる事例もしばしば目にとまります。

薬物療法への過信も、一つの要因として指摘しておくべきでしょう。「治療抵抗性」という用語が、その定義において、薬物療法の無効を要件としていることは、うつ病の治療にとって抗うつ薬の使用が自明の前提になっていることを物語っています。もっとも深刻な影響をこうむるのは、双極性の病理をもつ場合です。こうした事例では、抗うつ薬の使用がしばしば大きな損失を招くことは周知されているはずにもかかわらず、悲惨な転帰をとる症例が後をたちません。

双極性のあるなしにかかわらず、抗うつ薬が常に福音をもたらすものであるかについては検討の余地があります。かつて一九六〇年代から七〇年代初頭にかけて、わが国の広瀬（一九六七）、安斎ら（一九七〇）、西独のペータースら（Peters et al 1973）やグラッツェルら（Glatzel & Lungershausen

1968）は、抗うつ薬がうつ病の経過に対して、病相の頻発、遷延、不安定化、残遺症状の形成などの影響を与える可能性について論じました。こうした議論は以後、立ち消えたままお蔵入りになっている観がありますが、抗うつ薬がうつ病の自然経過のなかに本来含まれている回復力を損なう可能性についてはあらためて考え直す必要があるでしょう。

また単極性一辺倒の臨床観が、回復期に神出鬼没に姿を垣間見せる双極性への対応を鈍らせている可能性も否定できません。双極性は治療の端緒から評価しておくべき臨床特性であり、経過中も常に考慮に入れておく必要があります。しかも単極型と双極型の二分法がもはや妥当なものではなく、スペクトラム的な布置を形成するものであるならば、どのような症例にも多かれ少なかれ、双極性があるものと想定すべきです。この双極性については次章から触れるので、参考にしていただければと思います。

いずれにせよ、回復過程論は臨床的に重要な課題であり、今後さらなる臨床知の積み上げと洗練が必要とされるでしょう。

第II部　双極性障害をめぐって

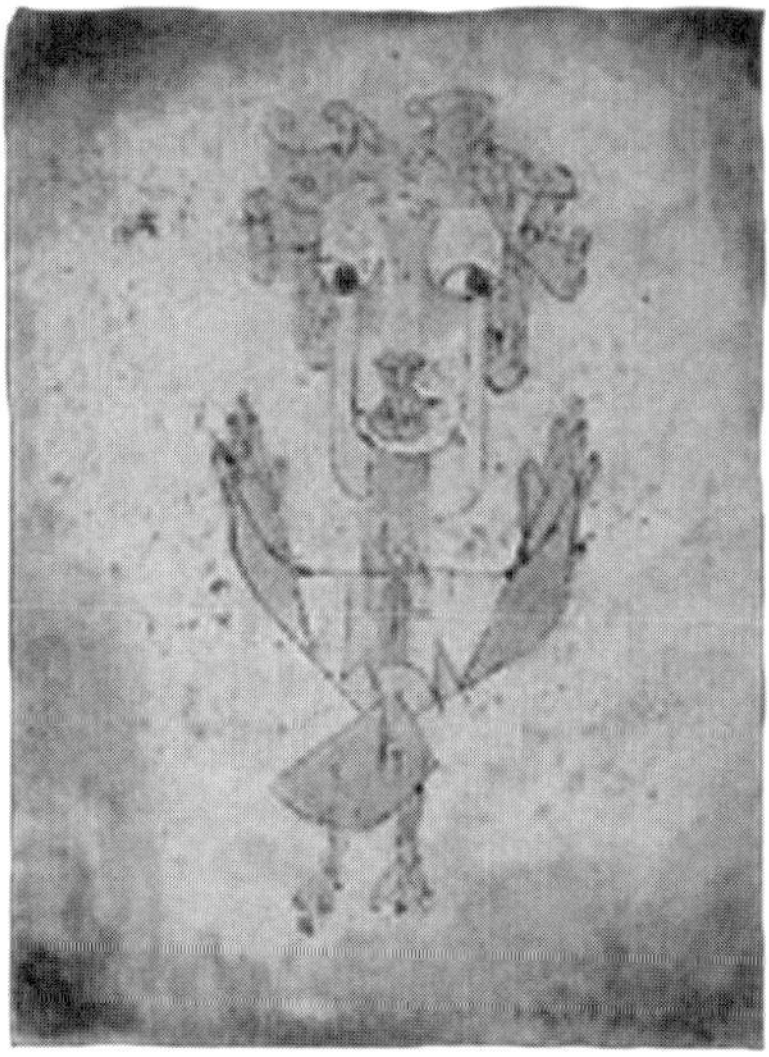

パウル・クレー『新しき天使』
〔Angelous novus 1920〕

第3章 双極II型障害の臨床

I　はじめに

双極II型障害（ＢＰII）とは、大うつ病相に加えて軽躁病相を呈するものの、本格的な躁病相までには至らない経過をとる気分障害の一型です。

いかにも操作的診断学らしいぎこちない定義ではありますが。しかし、こうした初心者のような症状の数え上げが、ときとして伝統的診断の盲点をつくことがあります。双極II型障害はＤＳＭに代表される操作的診断学が臨床に寄与したもっとも重要な診断カテゴリーと言えるでしょう。この類型を同定することによって、うつ病臨床はあらたな局面を迎えたように思われます。ただあまりにも単極型うつ病に慣れ親しんだわれわれにとって、臨床はいまだこの類型に追いついていないというのが実状ではないでしょうか。

II　臨床のプロフィール

双極II型障害（BPII）は、一九七〇年代、ダナーら（Dunner et al 1970）らによって単極性うつ病（D）と双極性の躁うつ病（BPI〈双極I型障害〉）の二分法におさまらない気分障害の類型として提唱されました。当初は少数の研究者の関心をひくにすぎませんでしたが、一定の臨床単位であることを示す所見が集積され、約四半世紀を経た一九九四年にはDSM-IV（APA 1994）に採用され（表3-1）、公式の診断カテゴリーとしての地位を確立しました。

とりあえず、大まかな臨床的指標を挙げておきましょう。平均発症年齢は、双極I型障害と同じかやや遅く、単極性うつ病よりは早くなります。生涯有病率は、当初は約〇・五パーセントと推定されていましたが、これはかなり低く見積もった数値です。性差があり、女性に有意に多い。後に言及するように、統計的差異以上に、実際の臨床では女性の事例化が目に付きます。ほかの類型と比べて病相回数が多く、遷延化・慢性化する傾向が顕著です。うつ病相は、抑制が主体であり、妄想をもつ頻度が高く単極性うつ病より双極I型の抑うつに似ています。過眠、過食など非定型うつ病の病像を示す事例も多いようです。

もう少しこまやかにみると、うつ病像は単極性うつ病や双極I型障害とはかなり様相を異にします。筆者はそれを抑うつ状態の「ソフトな双極性」（soft bipolarity）として明確化しました（序章、表序-4参照)。病像の全般的特徴としては、まず不全性、易変性、部分性の三つの指標が挙げられるでしょう。

「不全性」とは抑うつの症状が不揃いであることを指し、抑制は強いが気分性はそれほど明確ではなかったり、逆にきわめて不快な抑うつ気分がありながら行動抑制がみられなかったりなど、全体としてのまとまりに欠く傾向を指します。つまりどこかちぐはぐな印象を受けます。

「易変性」とはその名の通り、抑うつ状態が変化しやすいことです。単極性うつ病や双極Ⅰ型障害のうつ状態のように大きなくっきりとした相をなす場合もありますが、全般に「安定した」病相を形成する傾向に乏しいのです。経過は変化に富み、数日単位で増悪と改善を示したり、軽躁や混合状態に至ったりすることもあります。

「部分性」とは、抑うつの出現に選択性があること、ないしその傾向が強いことを指します。たとえば職場ではうつ状態を示しますが、帰宅後や休日は傍目から見ると元気であり、趣味や課外活動に熱心に打ち込むようなことにも稀ならず遭遇します。入院してみると、病棟スタッフにはうつとはみえなかったり、ふわりと軽躁状態に突入したりするのもその一つの現れです。

そのほかの特徴を挙げるなら、焦燥はほとんどの事例で出現し、しかも「ぴりぴりした」と形容されるような激しいものであることが多いのです。知覚過敏や自己関係づけのような症状も稀ならずみられます。これらは混合状態と関連する場合もあるでしょう。

混合状態の起こりやすさは双極Ⅱ型で銘記すべき特性です。通常、混合状態はＢＰⅡの操作的診断

表 3-1　双極Ⅱ型障害

A.	1回またはそれ以上の大うつ病のエピソードの存在（または既往）
B.	少なくとも1回の軽躁病エピソードの存在
C.	躁病エピソードまたは混合性エピソードが存在したことがない。
（D，E略）	

〔APA（2002）『DSM-IV-TR　精神疾患の分類と診断の手引』高橋三郎・大野裕・染矢俊幸訳，医学書院，pp. 153-154〕

基準では除外条件となります（表3-1）。ただその場合、混合状態は大うつ病エピソードと躁病エピソードの混合、すなわち双極Ⅰ型障害に起こるものを指しています。BPⅡにおける混合状態が大うつ病エピソードと軽躁状態の混合であると単純に言えるかは保留するにしても、うつ状態の異型性や臨床像の多彩さを説明する有力な概念となります。

自殺企図および自殺の完遂率は有意に高いことには注意が必要です。自殺だけでなく、全般に行動化への傾向が一つの大きな特徴です。さらに病相に限らず、病前、病間期をとおして「行動的」であり、生活は波瀾に富みます。たとえばそれは学業、職業の中断や変更、婚姻状況の不安定性に反映されます。その一方で、この類型では例外的に創造性が豊かであり、またカルト文化への嗜好もみられます。

行動化や不安定性が対人関係に反映されると、境界例に似た病像をとります。境界性パーソナリティ障害（BPD）の気分障害との親和性は、BPⅡないし双極性スペクトラム（bipolar spectrum）への着眼がもたらした大きな成果です。ただし両者は異なった疾病であり、その鑑別点についてはすでに序章2および第1章でも述べました。

ＢＰＤ以外のパーソナリティ障害とも関連をもつ場合もあります。パーソナリティ障害に限らず、いわゆるコモビディティ（comorbidity）もＢＰⅡの大きな特徴といってよいでしょう。コモビディティというと、うつ病と不安障害の組み合わせが典型的なものとして思い浮かべられます。それに対してＢＰⅡの場合ははるかに多彩、多形的であり、パニック障害、摂食障害、アルコール依存症、薬物依存症、注意欠陥多動障害、社会恐怖、月経前緊張症など多岐にわたります。こうした併存は「有機的連関」を志向する伝統診断にとって捉えがたいものです。敢えてうがった表現をするなら、「横断性」とさえ呼べるような意外性があります。

士気低下（demoralization）の起こりやすさも臨床的に注記すべき点です。ＢＰⅡの場合、いわゆるうつ病の遷延化の際に、経過にともなってゆるやかに起こるような類のものではありません。急速であり、いったん起こると必ずしも可逆的とは言いがたく、予後に重大な影響をあたえます。しかも医原性に引き起こされることが頻繁にみられます。とりわけ抗うつ薬の投与から、軽躁化（軽躁転）、およびそれに引き続く急速な抑うつへの突入による自傷などの行動化、病相の交代の頻発や混合状態による不安定化によって誘発されることは繰り返し強調されるべきことでしょう。

Ⅲ　二つのスペクトラム

双極Ⅱ型障害を疾病分類学的に位置づけようとするとき、少なくとも二種類のスペクトラム的発想が呼び起こされます。臨床的見地からは、一方はややミスリーディングであるのに対し、他方は奥行きを与えるものとなります。

スペクトラム的発想の第一は、ＢＰⅡを単極性うつ病とＢＰⅠの間に位置づけるという考え方です。これはごく自然な発想であるとはいえるでしょう。六十年代にアングスト（Angst）やペリス（Perris）によっていったん確立されたうつ病と躁うつ病の二元論は、北米圏における新クレペリン主義の台頭によって、一元論へと部分的に回帰しました。ＢＰⅡはこうした潮流のなかでその地歩を固めたわけです。新クレペリン主義の旗手であるアキスカルは、抑うつ神経症のなかに双極性を含む内因性障害を見出したのに端を発し、準気分変調症（subaffective dysthymia）→気分循環症（cyclothymia）→ＢＰⅡといった推移を認め、それを双極スペクトラムと呼び、単極性うつ病と双極Ⅰ型の中間領域としました（Akiskal 1996）。

双極スペクトラムをひとまとまりと考え、単極性うつ病と双極性Ⅰ型の双方から異なるものとすることにはうなずけるでしょう。だが、それを中間に位置づけるのは疑問です。まず生物学的にもそれほど強い根拠があるわけではありません。

第二に、臨床像が中間とは考えにくいのです。躁と軽躁の「パワーの違い」というようなもので蓋然的に分類しているような安易さがあります。ＢＰⅡを独自の疾患としているのは、軽躁の神出鬼没さです。病相として出現する場合もあれば、抑うつに混入したり、あるいは病気の形をとらず、人生を舞台に、さまざまなライフ・イベントに身をやつして展開することもあります。極性が明確で、ゆるぎない気分変調の波を示すなら、双極I型に準じて考えて問題ありません。

最後に臨床的に有用でありません。DとBPIの中間という考え方が、いったいどのような治療戦略を案出するのか、はなはだ疑問です。このスペクトラム的発想は、BPIIを独立した類型として抽出しながら、その独自性を殺しています。

第二のスペクトラム的発想は、疾病と気質の間の推移です。これはBPIIを捉えるうえできわめて重要な考え方です。もう一つの新クレペリン主義であると言ってよいでしょう。アキスカルが準症状性（subsyndromal）の現象を双極スペクトラムにおいて強調しているのは正当なことです。ただ、ときとして二つのスペクトラムの違いが曖昧となる傾向があることには注意が必要です。

気質への移行に着目することにより、BPIIのもつ多彩さはより把握が容易なものとなります。とりわけ疾病としては捉えがたい現象の多くは、気質的な側面の寄与を考えることにより、受け入れやすいものとなります。たとえば、BPIIの生活史は、BPIよりさらに波瀾に富んだものであることが多いものです。なるほど双極I型には、躁状態というきわめて例外的な事態が生起します。しかしそれは、あくまで疾病のもたらす困難ないし社会的不利益として位置づけられます。それに対してBPIIには医学的文脈におさまらないエピソードが多発し、臨床家の頭を混乱させることになります。

BPIIでは、疾病と性格、病気と健康が混交しやすいのです。病相に限局されず、人生を舞台として病気が展開します。あるいは気分変調を波乗りしながら人生が繰り広げられるのです。こうした病態を考える際に、気質に着目することはきわめて有益です。

気質に関して、いわゆるマニー型の要素は、ＢＰＩよりＢＰⅡでより顕著にみられます。たとえばツェルセン（Von Zerssen 1977）の挙げた標識のなかで、「気まぐれ」「自立的」「非因習的」「空想豊富」「向こう見ず」などはＢＰⅡによく当てはまり、メランコリー型と対象をなします。後に述べますが、インクルデンツやレマネンツをもっとも忌避するのも彼ら彼女らです。

気質概念は、疾病の裾野の拡がりへと考えを促し、奥行きをもった臨床像を与えることになるでしょう。また、わが国における病前性格論をはじめとした豊かな知見へと、さらにはフロイトからコーエン（Cohen）、アリエッティに至る分析的知へと接合する契機になることが期待されます。

Ⅳ　症　例

□症例Ⅰ

初診時二十四歳　女性

短いスカート、強い香水の香り、濃い化粧をして来院した。不安げな表情でおどおどしながらも、笑顔を作ろうとして顔をこわばらせる。初診時の主訴は、不安発作であった。来院の四日前に、友人と食事して店を出たところ、腰が振えてガクガクするようになった。普段と違う意識になったが、無理して電車に乗ったところ、心臓がどきどきして、気がおかしくなるんじゃないかと思った。駅についたところ、手足がしびれ、唇の振えも止まらず、駅員に救急車を呼んでもらったとのことである。こうした症状は十八歳頃からたまにみられ、心悸亢進、発汗、振戦、意識が早送りになる感じ、発狂恐怖などをともなったが、救急車を呼んだのは今回がはじめてとのことであった。

自営業をいとなむ父と母、週末に帰ってくる弟との四人暮らし。短大を卒業した後、半年くらいは働く気になれなくて家にいたという。その後、近所でアルバイト半年ずつ二カ所でやったあと、派遣社員として登録し、現在までの約三年半で計七カ所勤めている。途中、仕事についていない期間もが短いながらも何度かある。初診当時は電話交換手として勤務していた。前年妻子ある男性と付き合っていたところ別れたというが、この件について多くは語らなかった。

とりあえず不安発作に対してロフラゼプ酸エチル (ethyl loflazepate) 二㎎を処方する。断片的な抑うつについての訴えがみられ、診察を繰り返すごとに次第に明らかなものとなった。初診時には、高校を卒業した頃から急に悲しくなって泣くことがあると述べる程度であり、抑うつと不安発作をあまり区別できていないようであった。実際、大半の抑うつが数時間程度の持続であり、不安を伴うものであった。苦痛として明確化できるのはむしろ不安の方であり、「いつもリラックスできない」と再三訴えた。だが、突っ込んで聞くと、急激な「落ち込み」を気分の波として自覚することはある程度可能であった、また「落ち込み」に加えて、軽い万能感を伴い数日から一週間ほど続く活動性の高い軽躁期が挿間されており、ふわっと上がるとそのあとストンと落ちるというパターンが繰り返されている。仕事をしばしば変えるのは、一定期間持続する抑うつによるものであることがうかがわれた。ただし、本人はこうした気分の変動を、「きまぐれ」「自分勝手」など自分の性格の劣格性として捉えていた。ただ一度同席した母は、本人について、「いい時はいいが、何かあると機嫌が悪くなる。わがままに育てたのが原因だと思う」と言う。

抑うつおよび双極性（bipolarity）が明らかになるにしたがって、処方はカルバマゼピン（carbamaze-pine）二〇〇～四〇〇mg、クロナゼパム（clonazepam）二～四mg、クロミプラミン（clomipramine）一〇～二五mgが加剤された。

初診から約八カ月過ぎた頃、本格的な抑うつ状態が発来した。診察時にはこわばった表情で、体を振わせている。家からほとんど出ず、仕事にも行っていない。何も考えられず、ボーっとただ目を開けているだけで横になっている。体がだるく、億劫で何もする気がしない、電話に出るのもいや、と抑うつを明確に訴えた。初診後はじめての持続的な抑うつであったが、二、三日間の「晴れ間」が差し挟まれることもあった。うつ状態が一カ月を過ぎた頃、左の手背部をカッターナイフで二カ所傷つけた。うつに耐えられなくて荒れていたが、ワインを飲みながら、親に当たると悪いので、自分に当たってしまったという。その後さらに二週間の間に二度、同じ自傷行為が繰り返された。二度目は、三カ月ほど前に父が仕事を辞めてしまい、心配していたが、その父に怒られ、悲しくなり落ち込んで切ってしまった、切ったらすっきりしたという。三度目の自傷の際には、男性との恋愛の破綻が思い起こされ、そんなことをする自分がいやになって、お酒を飲みながら「おまえなんか、おまえなんか」と切ってしまったと言い、同時に「やさしくしてくれる人がいれば直ると思う。でもそう考えると、やはり性格のせいかと思う」とも語った。

うつ状態は夕方から夜にかけて増悪する傾向があり、つねに自傷の危険をともなった。本人はそれを「境界線上で踏ん張っている」と表現した。また「前みたいによくなろうという気がなくなってきた」と述べるなど、士気低下（demoralization）への傾向も懸念された。何かしていないとつらいと、ひたすら雑巾を何枚も縫って時間をやりすごしたり、家事を片っ端からやってみるが、午後にはやることがなくなって時間を持て余した。少し余裕があるときは一時間単位でスケジュールを決めて、手紙を書いたり、ビデオをみたり、犬の散歩に出かけたりして一日をやりくりした。抑うつがつらくて切りたくなるような時のため、頓用としてレボメプロマジン（levomepromazine）五㎎を処方した。当初はボーっとする、体がだるくなると抵抗を示したが、次第に効果を自覚して、受け入れるようになった。さらに自傷の危険が緩和した段階で、炭酸リチウム（lithium carbonate）を導入した。

もっともつらいのは、いろいろ考えてしまうことであるという。一人になることを恐れ、また社会的にドロップアウトするのではと焦り、少し調子が良いときには、友人たちと出かけてお酒を飲んだりカラオケをしたりすることがあった。その最中は「すごく楽しい」こともあったが、帰りの車中で急に泣き出し、友人を叩いたり、高速走行中にドアを開けようとしたりすることもあり、その後、決まって抑うつを誘発した。その点について注意を促すと、「友達と会ったり、仕事をしていたりするとき、自分のことを忘れていられる。そうしないと自分のことを考えてしまう。自分はこうならなくてはいけないとか考えてつらくなる」と述べ、仕事を辞めたことを後悔した。その一方で、「社会に戻りたくない」と言い、「人に気をつかったり、〈いつも元気ね〉と言われて、そう振舞わなければと思ったり、いやになってしまう」と強い両価的感情を示した。こうした傾向を自ら「小さいときから培った性格のせいと思う」とし、「いつも、あの人はこーであーでと読んでしまう。読んでしまうから、〈あんなこと言わなければよかった〉〈こうしなければ〉と考えてしまう。それで自分が空っぽになってしまう。いつも人の話を聞かねばと思うし、そう思う自分は偽善者だと思っていやになる。小さいときから、レストランに連れて行ってもらったときでも、弟がステーキを頼めば自分はハンバーグを頼んだ。そんなにがまんするから、悪い子になって、弟の教科書を隠したりして、自分で見つけてあげたふりをしたりした。自分が親ならそんな子どもはかわいそうと思うだろうけど、母には〈あまのじゃく〉〈親不孝〉と言われる」と泣きながら語った。

抑うつの病相は約三カ月半後にようやく終息し、その後は一人で家にいても、お茶を飲んだり、ガーデニングをしたり、家事をするなどしてゆったり過ごせる時も見られるようになった。ただ、抑うつの発作は時折出現し、そのたびに「いやな気分」「何をしても面白くない」「いらいらと不安がある」と異なった表現をした。友人たちとお酒を飲みに行く頻度は減ったが、調子が良いときには、英会話スクールを申し込んだり、温泉旅行へ行く計画を立てたりなど活動的であった。また「自分は昔からピエロ役だった。話して笑わせたり、自分の力で周りを明るくできると思っていた。人の表情をつねに読んで、相手を通してしか自分を見ていなかった」などと述べ、病相が終わっても対人関係上の問題について診察場面でのやりとりが行われた。

病相終息後、約半年後には、「うつになってもよくなることがわかった」と述べ、短いうつエピソードは比較的耐えやすいものになっており、むしろ不安の方がこわいと訴えた。二度ほど就労の試みがなされたが、いずれも長続きせず、結果的に失敗に終わった。その際、多少の動揺がみられたが、大きな崩れには至らないでいる。

Ⅴ　臨床の要点

提示した症例Ⅰは、双極Ⅱ型障害ないし気分循環症に分類される事例です。いわゆる双極スペクトラム事例としては、とりたてて難症例の部類に入るわけではありません。たしかに抑うつは中等度ないしそれ以上であり、不安定性が顕著で、自傷行為にみられるように事故のリスクは高いものです。ただこうした類型のなかにあっては、比較的規則正しく通院し、服薬のアドヒアランスもよく、攻撃性や依存性は強いものの、治療関係に振り向けて破壊的な影響を与えることはほとんどありません。ただ、いわゆる単極性うつ病や双極Ⅰ型障害に対する治療観では対応できないのも事実であり、以下に臨床上の要諦のいくつかを指摘しておきます。

抑うつの同定

この類型における抑うつは、横断面においてはしばしば捉えがたいものです。本症例も初診時にはむしろ不安が前景に立ち、通り一遍の診察ではパニック障害と診断されるでしょう。すでに概説で述べたように、うつ状態としてはDやBPIにみられるものと比較すると、「不全性」「易変性」「部分性」などの標識に見られるようにまとまりを欠きます。症状が出揃わないこと、変わりやすいこと、出現の場面選択性があることは、通常の「安定した」「重力のある」抑うつ状態のイメージとは趣を異にします。しばしば「抑うつ神経症」や「性格要因の強いうつ状態」と診断され、この命名から予測されるように、漫然と、さしたる指針もなく、治療がなされている事例が多いようです。

まず、抑うつを明確に同定することです。そのためには繰り返し「問診」する必要があります。病相が短いことが多いので、さながらビデオの一時停止をかけるようにして、具体的かつ詳細に聞いておく必要があります。本人も家族も、性格のせいであると考える傾向はきわめて強いようです。とくに「易変性」の要素はわがまま、自分勝手、気まぐれと受け取られやすく、疾病の認識に大きな障壁となります。気分の循環が顕著な場合、そのさなかにある患者は、一定しない自分の状態について、強い自己不確実感や不全感をもち、自分自身をあてにならないと感じています。横断面から抑うつの深刻さを、縦断面から変化への戸惑いをおさえておくことです。

診断の補足となるのは、生活史です。頻回の職業の変更や転居、婚姻の破綻や恋愛のエピソードなどは重要なヒントとなります。変化の時点に抑うつや軽躁をしばしば同定することが可能です。職業選択も参考になります。自分自身を当てにならないと考えていることが多いので、正業にはつかず、アルバイトや派遣社員にとどまったり、さらには水商売にたずさわっていることも稀ならずあります。しかもそれは彼ら彼女らの劣等意識をさらに刺激することになるのです。繰り返しになりますが、BPⅡはBPⅠよりも波瀾に富んでいます。

易変性以外にも抑うつとして捉えがたい要因はいくつかあります。発症から長く経過すればするほど、疾病と性格はそれほど容易に分離されるものではなくなります。こうなると、治療は一層難しい課題となります。また、この類型が感情表出において豊かであることも、知らないところで臨床の勘を狂わせているように思われます。シュルテ（Schulte 1964）が指摘したように、うつ病の患者は通常いわゆる「悲哀不能」であり、泣くことは存外少ないものです。悲哀にとどまらず、感情的体験全般から疎となっています。「うつ」と「悲哀」が似て非なるものであることを、われわれは日常の臨床から学んでおり、ＢＰⅡにおける悲しみや怒りの豊かな表出は、彼ら彼女らを疾病として認識する障害となっています。

抑うつの同定は、単に「正しい診断、正しい治療」といった文脈だけでとらえるべきものではありません。まずは、抑うつを自覚することが、この類型ではかなりの苦痛の軽減に役立つからです。たしかにＢＰⅡの患者自身が抑うつを認識することはそれほど容易ではありません。だが、そのことは、彼ら彼女らが自分を病気とされることに抵抗があり、さらにはそれが侵襲となることを意味するのではありません。疾病化への抵抗はむしろ少なく、それを対象化し治療者と共有するという通常の医学化が、回復への定石として機能します。これは気分障害全般に共通することで、統合失調症の場合ときわだった対照をなします。

薬物の導入

この類型の薬物療法において、いわゆる第一選択となるのは気分安定薬です。それも単剤ではなく二、三種類の併用が必要となることがあります。このことはすでに専門家における共通の認識といってよいでしょう。筆者も治療が比較的順調にいった事例を振り返ると、カルバマゼピン（carbamaze-pine）やバルプロ酸ナトリウム（sodium valproate）などの気分安定剤が主剤となっています。抗うつ薬は使っても少量であり、かならず気分安定薬と併用されています。甲状腺剤も病相頻発に効果があるとされており、サブクリニカルなレベルでも甲状腺機能低下（たとえばＴＳＨ高値）があれば積極的に使用しています。抑うつ発作に対する頓用としては、まず行動化の防止を最優先し、さらに抑うつを強化せず、また依存を形成しにくいという意味で、少量のレボメプロマジン（levomepromazine）などが勧められます。

まず抗うつ薬は第一選択薬としてほとんど禁忌と考えた方がよいでしょう。抗うつ薬のもつ医原性のポテンシャルはさほどに強調されるべきです。「病相の頻発」「軽躁転」「混合状態の誘発」などが患者にもたらす不幸は計り知れません。これらはいずれもいったん発動すると治療が困難であり、また事故のリスクが高いものです。もっともよくみられるのは、ふわっと上がってストンと落ちるというパターンです。そしてこの落ちた地点で、自傷や自殺企図が起こる確率はきわめて高く見積もられるべきです。その際、しばしば手元にある抗うつ薬が使用に供されます。付け加えるなら、通常のうつ病相と思われるときでも、抗うつ薬によって焦燥や不機嫌など不安定な反応がみられるときは双極性を考慮すべきです。また、対症療法的に抑うつに使われる場合もよく見かけますが、これも首をかしげざるをえません。抗うつ薬はリアルタイムのうつに対して処方されるものではないことは当たり前であるにもかかわらず、こうした使用法はあとを絶ちません。とくに病相の短いＢＰⅡの場合、抗うつ薬は病気のテンポについていけません。軽躁が誘発されると、患者は不幸なことに、その「味を占めて」、抗うつ薬嗜癖となります。実際、抑うつを装って、さまざまな医療機関から抗うつ薬を獲得している事例さえあります。さらにこうした医原性が治療者によって自覚されず、自ら誘発しておきながら、いったん事故が起こると、患者をパーソナリティ障害として切り捨てるという信じられないような事例に遭遇することさえあります。抗うつ薬は不安定性が一端落ち着いてから、戦略的に使用することを考えるのがよいでしょう。

最近、非定型抗精神病薬がこの病態に有望視されています。オランザピン（olanzapine）やクエチアピン（quetiapine）は気分安定作用と抗うつ作用を併せもちます。また貝谷は非定型うつ病の対人過敏性に少量のアリピプラゾール（aripirazole）が奏功することを見出しましたが、これはＢＰⅡにも当てはまるようです。

抗うつ薬のことを除けば、薬剤選択はそれほど難しいものではないでしょう。しかし導入はそれほど容易ではありません。気分安定薬は、長期的には気分の全般的な安定化や抑うつ発作の頻度の減少などの効果が見込めますが、短期的には目に見える効果はありません。むしろ鎮静や不快感など彼ら彼女らが忌避する反応が起こり得ます。とくに彼ら彼女らが身軽さや活動性を失うことに強い抵抗があること、そしてつねに潜在的に抑うつの影に怯えていること、それゆえちょっとしたことでも抑うつの発端ではないかと感じたり、実際に抑うつの引き金となることに配慮すべきであり、こうした反応が一時的であることや、薬物の性格についての説明を丁寧に行うことは欠かせません。気分に対しての短期的効果が望まれない一方で、不安、焦燥、不眠など、薬物療法に対する一定の反応が期待される症状に対しては、手堅く処方すべきです。ただし、抗不安薬や睡眠導入薬を使用する際には、短時間作用型は避けられるべきです。

なお、抗うつ薬のなかでもＳＳＲＩ（選択的セロトニン再取り込み阻害薬）は、従来の三環系抗うつ薬よりもこうしたリスクは少ないと考えられますが、やはり気分安定薬による一定の改善がもたらされた後に導入すべきでしょう。

精神療法の着眼点

双極II型障害ではより踏み込んだ精神療法が必要です。たしかに疾病化ないし医学化は必要であり、薬物療法も一定の効果が期待されます。しかしＢＰIIの精神療法は、単極性うつ病における小精神療法のように、身体療法を補足するという位置に留め置かれるものではありません。

まず、彼ら彼女らは「支持的」といわれる対応では物足りないと感じます。極端な例ですが、過量服薬やリストカットなどの自傷行為への傾向性が示すように、通常、この類型の人たちは強い刺激を必要としています。この心性はいくらかＢＰＤと似た側面です。また自分を意義付ける強い、あるいは大がかりなストーリーを求めている点もＢＰＤと共通しています。それゆえ通り一遍の対応では、彼ら彼女らにとって隔靴掻痒のごときものとなります。

一歩踏み込んだ姿勢が要請されるとはいえ、直ちに集中的な（intensive）精神療法の導入が必要であると短絡するわけにはいきません。実際に一般外来などでは実行困難であり、効果が上がる保証もありません。BPD化を招く危険も高いでしょう。

精神的側面からのアプローチに際して、押さえておくべきBPIIの心理は、二つ挙げられるでしょう。まず第一に、彼ら彼女らのもつ「対人過敏性」を見落とさないことです。BPIIの症例はほとんど例外なく対人過敏です。それは「他人からどうみられるか」「他人に必要とされているか」という形態をとります。分裂病圏の対人過敏性が、安全保障感や信-不信をめぐるものであるのに対し、BPIIでは、自分が他人にどう評価されているか、他人に受け入れられているかどうかということがもっぱら問題となります。一般に拒絶に弱い。極端な形をとると、他人は自分の存在根拠（自分が世の中にいてもよいという保証）を与えるほどの重要性を帯びます。統合失調症圏の人が他者を密かに希求しつつも、自律性を脅かすものとしておびえがまさるのとは対照的に、BPIIの症例では他者による自己評価や自己確認がつねに問題となります。

こうした他者のもつ重要性、自己の存在にとって他者が必要不可欠なものであるという心性は、BPIIのみならず、気分障害全般にみられる特性ではあります（内海ら 一九九五）。メランコリー型にみられる「他人のための存在」「対他配慮」などもこの一型と考えられるでしょう。だがBPIIがメランコリー型と決定的に異なるのは、個別の、とりわけ重要な他者に対して、きわめて敏感であることです。それに対し、「対他配慮」は個々の個人的な関係を志向するものではなく、むしろ没個性的であり、一般的な態度を出るものではありません。メランコリー型はおしなべて無関心

(indifferent) であり、あえて言えば鈍感です。BPIIと単極性うつ病の基本性格は、分裂気質の類型における敏感と鈍感の両極性に対応する様態かもしれません。

抑うつ病相では、他者をめぐる病理がしばしば先鋭な形で表出されます。本症例では、他者のために空虚になってしまった自分、つねに他者の顔をうかがう自分に対する嫌悪感が繰り返し表出されています。このことはひるがえって他者に対するうらみや、他罰的な態度を誘発することになりますが、他罰一辺倒になることはむしろ稀です。早晩、そうした自分への嫌悪感や自罰的、自責的傾向へと転じます。こうした他罰-自罰の手のひらを返したような往還や、空虚感への直面は危険な兆候であることに注意すべきです。

自分の対人関係の特性について、BPIIの事例は気づきがよいようです。このことは自らの精神力動にほとんど気づかない単極性うつ病者とはまったく対極に位置するといえます。察しがよいのに加えて、意外に屈折が少ない点も指摘すべきでしょう。こうした特性を、発達史上の問題、とりわけ父母との関係へと関連づけることもそれほど困難ではありません。BPIIの事例は、少し話を聞いてみると、よい子であったことが多いのです。親の気持ちを察するのが早い、よく気がつく、親の顔色をいつもうかがっていた、期待に応えよう、気に入られようとがんばってきた、などという話がよく聞き出されます。

この程度の探索的精神療法は決して反治療的とはなりません。むしろ一度はやっておくべきです。患者のもつ対人過敏性が理解されたとき、そしてそれまであまり報われることなく行ってきた気遣いへのねぎらいが示されたとき、患者は受け入れられたと感じるのではないでしょうか。

ＢＰⅡの心理としてもう一つ押さえておくべきことは、境界内停滞性すなわちインクルデンツ状況に対する忌避です。すでに述べたように、ＢＰⅡはＢＰⅠ以上にマニー型が先鋭に現れますが、そのなかでも境界内停滞性の忌避は、治療上もっとも配慮すべきものです。それはしばしば単極型をモデルとした治療のつまずきの石となります。たしかに休息や規則正しい服薬などは治療の基本となるものですが、単極性うつ病には通用したはずのこうした折り目正しさへの志向も、それだけでは治療を維持するのは困難であり、実際、治療からの脱落などによって予想を裏切られることになります。治療状況にいわば風穴をあけておくような工夫が求められます。

症例においても、ひたすら雑巾を縫うことに始まり、うつの最中でもさまざまな活動への志向性がみられます。それはときに友人たちとの深夜におよぶ飲酒など、調子を崩す要因にもなりますが、士気低下（demoralization）の兆候がなく、また一定の揺り戻しの範囲を超えないのであれば、単発的な逸脱はあまり堅苦しく捉えない方がよいでしょう。ちなみに、ＢＰⅡにおいて女性の事例化が目立つのは、女性の場合、男性と比較すると、逸脱を受け入れるような（いわゆる「のむ、うつ、かう」に代表されるような）社会的・文化的装置がまだまだ疎であることが大きな要因であると筆者はまじめに考えています。

ＢＰⅡには変化がつきものです。変化はたしかに治療のうえで危険をもたらす因子ですが、単極性うつ病を標準におくと、必要以上に悪いものとみなす傾向があるのではないでしょうか。変化は転導性、展開性にも通じるものであるという正の側面への目配りを怠ると、BPIIの治療は逼塞するおそれがあるでしょう。

VI　おわりに

気分障害の臨床は、大部分を占める単極型うつ病と、明確な両極の病相をもつ躁うつ病からなる二元論から、再び一元論へと回帰しています。従来、うつ病のなかに織り込まれ、おとなしくしていた躁的成分が、臨床場面のそこここに出没しています。

しかしうつ病は外延を広げ、さまざまな「うつ状態」を含みこむようになりました。双極性への視点はむしろ希薄になっているかもしれません。その結果、従来の〈中年-単極性-メランコリー型〉という発想に呪縛され、結果としてかんばしくない、ときには不幸な転帰をもたらしています。

双極性は多様な様態で出現するものであり、従来の類型的な思考になじまないかもしれません。ただ、まず一つポイントを作ることから始めるのが妥当ではないでしょうか。ひとたび感触をつかめば、そのほかの様態への展望はそこから開かれるでしょう。その意味でも、双極II型障害への取り組みは、気分障害の今後の臨床にとって重要な課題なのです。

第4章 双極性障害の心性

I はじめに

前章では、双極II型障害について論じ、双極スペクトラムの臨床に一つの足場を作ることを試みました。その際に指摘したように、スペクトラム概念は単に単極性と双極性の間に限定されるのではなく、疾病と気質、あるいは病気と健康の間の移行ないし相互浸透という次元があります。単極型うつ病の場合と同様、性格や気質への着目は、双極性障害の臨床にとって、重要な臨床的視点を提供するものです。同時に、双極性障害の場合には、従来の単極型とは異なった発想が要請されるところがあります。

本来、精神疾患と性格の関わりはきわめて多様です。時系列に沿って考えるなら、疾患の以前・以後に応じて、病前性格や続発症としての人格変化がまず思い浮かべられます。あるいはパーソナリティ障害が疾患自体の現れである場合も考えられましょう。場合によっては、病前性格と思われていたものが、すでに潜在的な発病の結果である可能性も考えられます。また疾患の辺縁領域として、あるいは気質的・体質的基盤としての性格もまた重要です。いずれにせよ、単純な因果的発想では両者の織りなす綾を解くことは困難です。

かつての単極型の場合には、まず一定の病前性格が、ある種の性格防衛として形成され、それがしかる後に不適応的なものとなり、発病状況を構成するというものでした。もちろん六〇年代から七〇年代にかけて展開された状況論は、それほど単純なものではありません。しかしこのように局面を単純化した読みが可能であり、実際はそれはうつ病臨床に定着しました。しかし双極性障害と性格ないし器質のかかわりは、こうした直線的発想を寄せ付けるものではありません。

本論では、双極性障害と性格ないし気質の関連を、まず病前性格論から説き起こし、パーソナリティ障害との関連においてさらに展開し、最後に再び双極II型障害について論じることとします。

II 双極性障害の病前性格

文献的考察

気分障害の病前性格論は、躁うつ病の一元論の時代におけるクレッチマー（Kretschmer 1921）の「循環性格」に始まり、ブロイラー（Bleuler 1922）の「同調性格」、下田（一九四一）の「執着気質」など、いくつかの類型が提出されています。

病前性格論が大きな転回点を迎えるのは、単極型うつ病におけるテレンバッハ（Tellenbach 1961）

のメランコリー親和型性格（Typus melancholicus）の提唱であることは論を待ちません。これは単なる性格類型の抽出にとどまらず、状況論として従来の内因性-心因性という二項対立を止揚するという意義をもつものでもありました。

折しもクライスト-レオンハルト（Kleist-Leonhard）学派による循環性精神病と周期性うつ病の分離に端を発し（Leonhard 1957）、アングスト（Angst 1966）、ペリス（Perris 1966）、ウィノクール（Winokur et al 1969）の臨床統計的研究によって一元論は修正を受けて、躁うつ病は、躁病相が現れる双極性障害と、現れない単極性障害に二分されるという見解（二元論）が優勢となりました。こうした流れのなかで、双極性障害の病前性格論は、単極型におけるメランコリー型をモデルとしつつ論じられ、しばしば付加的に言及されることになります。

そのなかでヘフナー（Häfner 1962）は、いち早くメランコリー型と躁病相をもつ症例の性格（軽躁性格）の間にはかなりの差異があり、後者において「秩序との同一視についての疑念、あるいは両価性」が認められることを指摘しました。軽躁性格では、窮屈さを強いられたり異質な要求が押し付けられたりと反発を招くのです。この見解はテレンバッハ（Tellenbach 1965）によって支持を受けました。

テレンバッハ自身は、のちに『メランコリー第四版』（1983）において「躁うつ病」の章を加筆し、双極性の病前性格を「単極型で恒常的な類型としてはっきり目立っているすべての特徴を、ときとして絶えまない超越の運動のなかで解消してしまうのである」と総括しています。

先述したアングストとペリスは、両者の一致した見解として、「一般に躁うつ病に特有とされる同調性は単極型うつ病よりも双極性により頻繁にみられ、単極型ではむしろ無力性が優勢であり、几帳面で制縛的な性格が多い」と述べています（Angst et al 1968）。なお、双極性と制縛性の関連については、マトセックら（Matussek et al 1983）やアキスカル（Akiskal et al 1983）が指摘しており、またクライン（Klein et al 1985）は双極性の子孫の多くに制縛性格を見出しています。

もっとも系統的な研究はツェルセン（von Zerssen D）によって行われました。彼はおもに躁病相のみを呈する症例の病前性格をマニー型（Typus manicus）として抽出しました（von Zerssen 1977）。表4-1に示すように、マニー型は自立的、非因習的、熱狂能力を有するなど、多くの特徴に関してメランコリー型と対照をなしています。

ツェルセンによりますと、メランコリー型は単極型うつ病、マニー型は単極型躁病に対応し、双極性躁うつ病ではこのどちらからに属するか、中間型を呈するといいます。メランコリー型はうつ病相、マニー型は躁病相に関する脆弱性のマーカーであるということです（von Zerssen 1977; von Zerssen 1982）。いずれにせよ、病前性格と病型の対応、およびそれぞれにおける両極間の移行ないし配分比というような発想が根底にあるようです。ツェルセンらのグループは、質問紙法や病歴調査などによる研究をその後も展開しました（Pössl et al 1990; von Zerssen et al 1994）。新たに強調されているマニー型の特徴としては、「両価性」「表面的な対人関係」「共感性の欠如」「自営業や移動の多い職業の選択」「カルトの嗜好」「嗜癖傾向」などが挙げられます。また病歴調査においては、メランコリー

表 4-1　メランコリー型とマニー型

メリンコリー型 （単極型うつ病）		マニー型 （単極型躁病）
安定		気まぐれ
依存的		自立的
因習的		非因習的
几帳面（些事拘泥）		寛大（おおまか）
空想貧困		空想豊富
良心的		おおらか
用心深い		向こうみず
	（両型に共通）	
	活動的	
	勤勉	
	親切	

〔Zerssen, D.V. (1977) "Premorbid personality and affective psychosis", In Burrows, G.D. (Ed): *Handbook of Studies on Depression,* Amsterdam: Excerpta Medica, 79-103〕

型と対照しつつ、「活発」「落ち着きがない」「リーダー性」など十項目の発達史上の特性が抽出されています（von Zerssen & Pössl 1990; von Zerssen 1991）。

わが国では、下田（一九四一）の執着性格が、ほぼ二十年後に平沢（一九六二）によって再評価を受けましたが、さらにほぼ同時期に提唱されたメランコリー型との近縁性がいち早く指摘され、急速に注目を浴びるところとなりました。もっぱら両者の類似性が強調されるなかで、平沢（一九六六）や森山（一九六八）は両者の差異を指摘しています。

とりわけ森山は、躁とうつの矛盾をはらんだ内的連関に着目し、さらに執着性格における熱中性と几帳面、循環性格における共鳴性と気遣いなどにみられる捨我と執我の相剋する両極性を取り出しました。さらに森山は躁うつ病の病前性格をメランコリー型、循環型、マニー型の三類型に分けました。メランコリー型では「怯え＞気負い」のパターンがみられ、それに応じて防衛的な几帳面さが強迫的色彩を帯びて性格の前景に出ます。他方マニー型では「気負い＞怯え」のパターンがみられ、活動的な熱中性が前景に出ます。循環型はこの両者の中間と考えられますが、実際はメランコリー型寄りか、マニー型寄りかのいずれかに分かれるといいます。

藤縄（一九七六）は、笠原-木村分類を踏襲しつつ双極性障害の病前性格に関する調査を行い、メランコリー型に循環性格的色彩の混じた類型をもっとも多く見出しました。その特徴としては、①ヘフナーの「秩序との同一視についての疑念、あるいは両価性」、②ある種の几帳面、律儀さ、③自己中心性、④多少とも活発、精力的、⑤一つの類型として記述するのが困難なアモルフさ、の五つを挙げています。また笠原（一九七六）はマニー親和型性格の特性として「低い秩序愛、攻撃性など」を、飯田（一九八三）は「アイデンティティの絶えざる変化・拡大、秩序に対する反逆性、支配性」を挙げています。

同調性における矛盾と両価性の病理

単極型うつ病の病前性格がメランコリー型に代表されるように、ある種の類型に収束する傾向があるのに比較して、双極性障害の病前性格は、藤縄が指摘したようにアモルフです。それゆえ臨床的にはきわめて稀であるにもかかわらず、単極型躁病の病前性格として想定されるマニー型を一つの理念型として考えることの意義があり、同時にこの発想の限界もあります。

マニー型の特徴として諸家の挙げるものは驚くほど一致しています。要約すれば、それは「境界内停滞性」（インクルデンツ）を忌避し、乗り越えようとする傾向と言うことができるでしょう。この特性は、自らの「住まいの秩序」を強迫的に維持することによって、その境界のなかでの安住を見出すメランコリー型と対極をなします。メランコリー親和者にとって安住の地である住まいの秩序は、マニー型にとっては閉塞状況となりえます。彼らはつねに何らかの形で状況への封入を回避すべく、いわば状況に風穴をあけておく必要があります。当然マニー型の具体的な現れ方は多様となりえます。

マニー型がもっぱらメランコリー型との対比においてのみ論じられていることは、マニー型を従来の〈病前性格-状況論〉のアナロジーで考えることの限界を示しています。すなわちマニー型ではメランコリー型の場合のような安定した状況の布置が結ばれにくいのです。実際、ツェルセン（von Zerssen 1977）は、几帳面といったメランコリー型の特性がうつ病の症状と共通しないのに対し、マニー型の特性は防衛とはいえず、躁病の実際の症状と類似しており、躁病へと向かう素質を直接表現していると述べています。双極性障害では、そもそも病前性格という発想自体が、かならずしも妥当なものとは言えないのかもしれません。

双極性障害の場合、個体は躁とうつの相反する症状を呈しうるのであり、その際問題となるのはこの両極性が何らかの形で病前性格に反映されることです。たとえば執着性格のなかには、自己保全的な強迫性と没我的な熱中性という双方向へのベクトルを見出すことができるでしょう。この様態は性格標識を個々に数え上げることによっては捉えられないものです。また個体によってどちらの傾向が優位に出るかが異なる場合、たとえば強力‐無力などといった標識について単純な数量的一般化を行うなら、極端な場合は相殺され、何らの特徴も見出させないこともありうるでしょう。それゆえ重要なことは、両極的傾向の矛盾を内包する原理は何かということです。

ここでパーソナリティからテンペラメント（temperament）へと、より気質的・体質的な基盤に遡るなら、ブロイラー（Bleuler 1922）やミンコフスキー（Minkowski 1953）の提唱した「同調性」の概念につきあたります。すでに笠原（一九七六）はメランコリー型と循環性格を包含するものとして、同概念を再評価しています。またツェルセン（von Zerssen 1977）が、メランコリー型とマニー型に共通する特性として挙げた項目も、同調性が両者に共通のものであることを示唆しています（表4‐1参照）。

「同調性」とは「分裂性」と並んで、人が世界へ関与する仕方を基礎づける基本的原理です。では、このような概念がいかなる病理性をもたらす可能性があるでしょうか。それについてミンコフスキーは次のように述べています。

「彼〔同調性性格者〕は、ときとしてこの波にさらわれる結果、自我を確立し、進歩するための地歩を固めることができない」

（村上　仁訳）

すなわち、同調性には、個の埋没化、喪失という病理の芽が胚胎しています。その際、矛盾ないし両極的傾向は同一化をめぐる両価性として現れ、その対象は社会的役割や規範です。同じ同調性でも、てんかん圏の場合はより対象密着的、感覚的であるのに対し、双極性の場合はより社会的、対人的レベルのものです。

クラウス（Kraus 1977）は躁うつ病者の病前性格、発病状況、精神病像に一貫して「役割との過剰同一化」が認められ、規範との距離のない同一化が、うつ病者に過規範的行動をもたらす一方、躁病者には、自らが規範定立的になったり、反規範的な行動をもたらすと述べています。だが反規範的はともかく、規範定立的というのには疑問が残ります。

躁うつ圏の人はあくまで同調性の圏域のなかにいます。マニー型に近縁の人、さらには躁病者がいかに尊大で、押し付けがましく、誇大的になろうとも、それはあくまで借り物の権威であり、人の威を借りたものです。一人よがりの庇護者や独然的な支配者にもなりえますが、そのじつ他人の存在を必要とし、人なつこくさみしがりやであったりします。攻撃的であっても、「人を喰った」、あるいは「人を呑んだ」といった口唇性からくるなれなれしさが顕著であり、屹立し対峙するような緊張感はありません。

また権威や規範に対して反発する場合もありますが、多くの場合その反発のなかに自らの根拠を見出すことによって自己喪失から免れており、屈折した形ではあっても権威に依存しています。その証拠に、時が来れば伝統的価値に回帰します。理念型としてのマニー型とは異なり、実際の循環病圏の者は、たとえ境界内停滞性を忌避するにしても、反社会性を帯びた境界侵犯にまで至ることは稀です。彼らはあくまで境界に依存しており、「縄張り」ないし所有の論理のなかにいます。

自己の安定に他者を不可欠なものとして必要とすること。同調性の矛盾は他者への両価性として現れ、その両価性は堂々めぐりの形をとります。すなわち他者に取り入り過ぎれば自己は空疎なものになりかねず、他者を取り込み搾取し過ぎれば自らの支え、あるいは根拠を失いかねません。こうしたディレンマのなかで同調性格者は均衡を見出さなければなりません。それゆえ自己喪失の危険は「うつ」の方向にあるだけではありません。対極にある躁病者においても、その肥大した自我感情のなかに、支えを失った不安を見て取ることはさほど困難なことではありません。同調性性格の病理があるとすれば、こうした自己確立をめぐる両価性のなかに求められ、それは双極性障害の病理の出発点となるものと予測されます。

III　双極性障害とパーソナリティ障害

歴史的展望

気分障害圏とパーソナリティ障害の関わりについては、クレペリン（Kraepelin 1913）が躁うつ病者の病前や中間期にしばしば認められる基礎諸状態として取り上げた四つの感情素質（抑うつ性素質、躁性素質、刺激性素質、気分循環性素質）の記載のなかに、その端緒を見出すことが可能です。ドイツ語圏ではさらにクレッチマー（Kretschmer 1921）の「循環病質」（Zykloid）からシュナイダー（Schneider 1923）の「発揚者」（Hyperthyme）、「抑うつ者」（Depressive）へと至る系譜を辿ることができます。

約半世紀後、北米圏では境界性パーソナリティ障害（BPD）をめぐって両者の関連がにわかに着目されるようになりました。往時の北米精神医学においては、統合失調症が精神病の代名詞であり、その概念は広く、精神疾患はこの疾患を頂点としたヒエラルヒーのもとに捉えられていました。それゆえBPDが界面を接するとすれば、それは当然、統合失調症に対してであり、実際、BPDは微細な統合失調症の病理をもつ症例や、統合失調症と神経症の中間段階の自我発達を示す症例を指すものでした。

しかしDSM-II（1968）からDSM-III（1980）への移行のなかで、気分障害圏が大幅に拡大されるのと並行して、BPDもまたその界面をシフトさせました。この間の事情をアキスカル（Akiskal 1981）は、「新ブロイラー主義」から「新クレペリン主義」への変遷として簡潔に要約しています。

実際DSM-IIIにおいては、気分に調和しない精神病徴候（mood incongruent psychotic features）とともに、パーソナリティ障害と深い関連があると思われる気分循環症と気分変調症が気分障害圏に組み込まれました。またBPDの八項目の診断基準のうち、五項目は気分障害圏の症候を示唆するものでした。ちなみにDSM-IV-TRにおけるBPDの診断基準を表4-2に示します。

表 4-2　境界性パーソナリティ障害

Borderline Personality Disorder

対人関係，自己像，感情の不安定および著しい衝動性の広範な様式で，成人期早期までに始まり，種々の状況で明らかになる。以下のうち五つ（またはそれ以上）によって示される。

(1) 現実に，または想像の中で見捨てられることを避けようとするなりふりかまわない努力
注：基準 5 で取り上げられる自殺行為または自傷行為は含めないこと
(2) 理想化とこき下ろしとの両極端を揺れ動くことによって特徴づけられる，不安定で激しい対人関係様式
(3) 同一性障害：著明で持続的な不安定な自己像または自己感
(4) 自己を傷つける可能性のある衝動性で，少なくとも二つの領域にわたるもの（例：浪費，性行為，物質乱用，無謀な運転，むちゃ食い）
注：基準 5 で取り上げられる自殺行為または自傷行為は含めないこと。
(5) 自殺の行動，そぶり，脅し，または自傷行為の繰り返し
(6) 顕著な気分反応性による感情不安定性（例：通常は 2 〜 3 時間持続し，2 〜 3 日以上持続することはまれな，エピソード的に起こる強い不快気分，いらいら，または不安）
(7) 慢性的な空虚感
(8) 不適切で激しい怒り，または怒りの制御の困難（例：しばしばかんしゃくを起こす，いつも怒っている。取っ組み合いの喧嘩を繰り返す）
(9) 一過性のストレス関連性の妄想様観念または重篤な解離性症状

〔APA (2002)『DSM-IV-TR　精神疾患の分類と診断の手引』高橋三郎・大野裕・染矢俊幸訳，医学書院，p. 237〕

パーソナリティ障害を気分障害との関連で考える先鞭をつけたのは、クライン（Klein D F）のヒステロイド・ディスフォリア（hysteroid dysphoria）でしょう（Klein & Davis 1969）。この類型は、他人からの拒絶に反応して急激に抑うつ気分に突入することを繰り返す非精神病性の慢性障害です。多くは女性にみられ、MAO阻害薬が有効であることなどから、気分障害圏、とりわけ非定型うつ病との近縁性が指摘されました。このような精神薬理的研究はクライン自身によるパニック障害に対する三環系抗うつ薬の有効性の発見にその端緒があるようです（Klein et al 1962）。またリフキン（Rifkin et al 1972）は、感情的にきわめて不安定な性格障害をもつ一群の症例、感情不安定性性格障害（emotionally unstable character disorders）に対して、炭酸リチウムが有効であることを見出しました。

非定型うつ病に関しては、その後デイヴィッドソンら（Davidson et al 1982）が文献的レビューを行い、不安・恐怖症状の目立つA型と、過眠・過食などの逆転した自律神経症状が目立つV型に分類されました。A型はもっぱら非内因性の単極型であるのに対し、V型は内因性の双極型も含み、その場合は強い抑制、鉛のように重くだるい倦怠感を特徴とします。単極型のV型はヒステロイド・ディスフォリアを含み、パーソナリティ障害との関連が指摘されていますが、双極型の場合の人格は「安定」、「外向的」と記載されています。

BPDと気分障害の重複については、ストーン（Stone 1979）がBPDおよびその親族における気分障害の集積を見出したのに始まり、アンドゥロニウス（Andrulonis et al 1982）、アキスカル（Akiskal et al 1985）、ザナリーニ（Zanarini et al 1989）によって、それを裏づける研究が報告されています。アキスカルらによるメンフィス・スタディ（Memphis study）では、百人のＢＰＤ症例のうち六十六人が気分障害圏と診断されています。アキスカルは、ＢＰＤとは「名詞を捜し求めている形容詞のようなもの」であり、その多くの部分は気分障害圏に接合されるといいます。

気分障害とＢＰＤないし他のパーソナリティ障害の関連は、症候学的、精神薬理的、遺伝的、精神生理的研究や追跡調査によるコモビディティ（comorbidity）の証明などの研究結果の集積によるものですが、その背景となる主要な発想が、アキスカルのいう新クレペリン主義です。その要諦は、個々の要素的症状よりもむしろその布置を、横断的状態よりも縦断的経過を重視することですが、ここでの文脈では、疾病を裾野の広がりをもった連続体として捉え、準感情病性（subaffective）スペクトラムという周縁領域を認める立場のことをいいます。準感情病性とは準症状性（subsyndromal）という意味でのものであり、あくまで内因性の気分障害に属するものをいいます。

アキスカルは、抑うつ神経症のなかに双極性を含めた内因性障害を見出したのを皮切りに、準感情病性気分変調症（subaffective dysthymia）→気分循環症（cyclothymia）→双極II型障害といった推移を認め、これを双極スペクトラム（bipolar spectrum）と呼んでいます。これは画然と分離された単極型と双極型に対して、その中間領域を認め、一元論へと部分的に回帰するものであり、その意味でも新クレペリン主義というにふさわしいものです。

この周縁領域、すなわち従来の用語でいえば、感情障害（affective disorder）ならぬ準感情障害（subaffective disorder）には、冒頭に挙げたクレペリンの四つの感情素質に対応するものが見出されますが、アキスカルら（Akiskal et al 1977;1979）が当初からもっとも重視したのは気分循環性素質（cyclothymia）です。この障害は、急激で不規則な双極性の病相の入れ替わりを特徴とし、各相の持続は数日ときわめて短いものです。本格的な躁病相、うつ病相に至ることはありませんが、安定した時期は稀であり、混合病相が現れやすく、この時期や軽躁病相に問題行動を起こしやすいのです。感情障害と認められるのは稀であり、恋愛や結婚の失敗の繰り返し、放埒な性生活、薬物乱用、仕事や学業のむらが激しいこと、カルトに誘惑されやすいこと、頻回の転居や転職など対人関係や社会生活上の障害が問題となり、ＢＰＤやその他（受動-攻撃、類ヒステリー、反社会性）のパーソナリティ障害と診断される場合が多いものです。とくにＢＰＤと見なされやすいのは、気分循環性素質（cyclothymia）のなかでも〈易刺激性のヴァリアント〉と呼ばれるタイプです。

気分循環症とパーソナリティ障害の重複はレヴィットら（Levitt et al 1990）によっても報告されています。気分循環性素質の意義は、感情病という病気の「状態」（state）と人格という固定的な「特徴」（trait）を、気質（temperament）という一段深いレヴェルで接合する可能性をもつこと、および、くっきりとした病相を形成する感情障害よりも準感情障害においてパーソナリティ障害との関連が問題となることを示したことにあるでしょう。

もっとも、気分障害とＢＰＤをはじめとするパーソナリティ障害との関連は、明確に確立されたわけではありません。力動的な観点に立つなら、ＢＰＤは疾病概念とは無関係に、自我機能や対象関係のあり方からとらえられます。この考え方はＢＰＤを統合失調症圏の引力から引き離すのに与りましたが、同時に気分障害圏への接続も拒否しています。その代表的な論客はガンダーソン（Gunderson J G）であり、ＢＰＤとうつ病（単極型）の関連について否定的な見解を繰り返し提出しています（Gunderson & Elliot 1985）。ただし双極性障害との関連で論じている報告は見あたりません。

ところで、パーソナリティ障害に関する力動的精神病理は気分障害圏のそれと相入れないのでしょうか。ここで思い起こされるのは、その多くが一元論時代に提出された精神分析をはじめとする躁うつ病に関する精神病理学的見解であり、そこに躁うつ病からパーソナリティ障害への架橋の可能性を探ってみることも有用でないかと思われるのです。

躁うつ病とパーソナリティ障害

躁うつ病の精神力動についてここで注目されるのは、フロム-ライヒマン（Fromm-Reichmann 1959）、アリエッティ（Arieti 1974）、そしてとりわけコーエンら（Cohen et al 1954）の臨床的論考です。これらを参考としつつ、前節で論じた同調性の病理から、躁うつ病においてパーソナリティ障害と関連すると思われる特性を筆者なりにまとめておきます。

対人関係における相互性の欠如

同調性が病理性を帯びると、自己の安定に他者が不可欠なものとして要請され、所有、あるいは縄張りの論理が先立つことになります。こうなると他人との真の相互性は成立しにくいものです。マニー親和型が顕著な場合は論を待ちません。メランコリー型の場合には、その秩序志向性によって目立たない場合が多いのですが、模範的で信頼の厚いとされている人でも、その対人関係の実状はしばしば表層的で紋切り型です。しばしば躁うつ病圏の人にみられる八方美人的態度は、円滑な対人関係を志向するあまり、相手の個性を無視した「没個性的」(impersonal) と呼ばれる表面的な関係に陥りがちです。実際、彼らは相手の心情や気持ちを汲むのは存外苦手です。

空虚感・擬態

これも同調性の病理の一側面です。端的に言うなら、自己実現のために他者を迂回しなければならないという矛盾に由来したものです。躁うつ病圏の人は独創性に乏しいといわれます。産出性の高いマニー的傾向にある場合でも、それはやはり人の威を借りたものか、取り入れたものであり、真に創造的とは言い難いのです。また創造にかぎらず、彼らにはオリジナリティ一般が希薄であり、しばしば「擬態的」(mimicry) あり方をとります。

たとえば、マニー型についていわれる「外向性」は、ホワイト (White 1936) が「現実のなかへの逃走」(flight into reality) といったように、外向性の擬態です。こうしたある種の「自己欺瞞」あるいは先述した「相互性の欠如」に気づくとき、それは「空虚感」(emptiness) という様態をとるでしょう。ガンダーソンら (Gunderson & Elliot 1985; Gunderson & Phillips 1991) はＢＰＤのうつ状態をうつ病のそれと区別する標識として「空虚感」を挙げています。しかし「空虚感」は気分障害圏でも重要なものであり、臨床場面では治療者・患者双方から巧妙に避けられているにすぎません。しばしばみられる他人へのしがみつきには、この空虚感への直面を回避することが大きな動因となっています。また、他人への依存が断念された場合には、虚無的な諦念や敵意などの反社会的な方向への変化がみられるのも稀ではありません。罪業感の場合には、「すまない」と言いつつ、他人への依存や自己保全の余地が残されているのに対し、空虚感には救いの余地が乏しいものです。おそらくは自殺という最悪の事態に深く関わっているものでしょう。

自我の統合性の障害

同調性と対をなす分裂性が個我の確立の原理であることを考えれば、同調性優位の個体が自己確立に難があることは想像に難くありません。さらに実際に気分変動の波が加わる場合、自我感情は肥大・高揚から貧困・低落の間を揺れ動き、こうした傾向に拍車がかかることになります。これは統合失調症圏でみられるのとは異なった意味での、自我の統合性の障害です。そこから欲求・衝動のコントロールの低下が招来される可能性も否定できません。ことに対人的に真の相互性が得られない場合、それは飽くことなき要求や依存、あるいはしがみつきという形をとりえます。実際それは遷延したうつ病、躁うつ病でしばしば認められます。

操作性

他人を不可欠のものとして要請するかぎり、この傾向を予測するのは至極当然のことです。むしろ自家薬篭中のものとさえ言えます。ただし通常は洗練された形で、言い換えれば擬態的に存在するため気付きにくいものです。庇護者としてであれ支持者としてであれ、自分のために他人を役立てることに長けています。これが病理性を帯びた場合には、相手に罪悪感を抱かせる対人戦術となります。すなわち、彼らの要求を断わると悪いことをしたような、見放したらそのために彼らが自殺に追い込まれたり、病状を悪化させたりするのではないかというような暗黙の脅しです。あるいは「やってもらって当たり前」という傲岸さが露骨に出る場合もあります。これらの場合、自分が相手に及ぼしている影響に対する自覚のなさがさらに特徴的です。付け加えるなら、自己の心的因果性に対する自覚や内省のなさが躁うつ病圏の病理の一つの特徴です。

以上の考察から、躁うつ病、とりわけその同調性の病理は、パーソナリティ障害と決して無縁なものでないことが分かるでしょう。真の相互性に至らない接触の悪さ、擬態や自己欺満のなかに潜む空虚感、際限のない要求やしがみつき、自覚のない操作性、上記に挙げた特徴からだけでもさまざまな形態のパーソナリティ障害への発展可能性が読み取れます。即座に思い浮かべられるのは、BPD、受動-攻撃、ヒステリー性などですが、接触の悪さなどから統合失調型と認知されることもありえるでしょう。

意外に思われるのは、偏執的傾向の少なさです。古くは下田（一九五〇）が執着気質について「紛争者」「狂信者」「熱狂者」となりうる可能性を論じましたが、平沢（一九六二）は否定的見解を示し、偏執ではなく制縛と呼ぶ方が適切であると述べています。最近の研究でも双極性障害と偏執性の関連性を指摘するものは見あたりません。マニー親和型の誇大性や権威に対するあり方はパラノイア的傾向と共通するようにみえますが、先述したように、彼らは他者と屹立・対峙する関係性をとりません。両者の差異についてウァイス（Weiss 1944）が、パラノイアでは迫害する自己（persecuting introject）が投射されるのに対し、マニーでは迫害された自己（persecuted introject）が投射されるとの見解を示しているのが注目されます。しかし古くはシュペヒト（Specht 1903）が、軽躁がパラノイア的発展への重要な登坂路であることを示したように、双極性障害と偏執性との関連は一考に価するでしょう。

躁うつ病とパーソナリティ障害の関連性が指摘されるとはいえ、ただちに両者が結び付けられるわけではありません。前者は後者と次の二点において袂を分かつように思われます。まず第一に、病相期を除いて、躁うつ病圏の者は生産性が高く、働くことを厭いません。これはメランコリー型、マニー型を問わず共通する特性です（表4-1参照）。むしろ働くことを通して安定し、自らの役割的同一性を見出しているように思われます。今一つは、すでに指摘したように、同調性という気質においては境界侵犯性が希薄であり、規範の逸脱へと傾くことはむしろ稀であることです。

それにもかかわらず、両者を結び付ける可能性があるとすれば、アキスカルが示したように、気分循環性素質などの準感情病性（subaffective）スペクトラムに求められるでしょう。次項では双極II型障害をめぐって、両者が実際に通底する局面を探ってみることにします。

IV　双極II型障害をめぐって

双極II型障害の概念

すでに前章で述べたように、双極II型障害（ＢＰII）とは、大うつ病相に加えて軽躁病相を呈するも、躁病相までには至らない経過をとる双極性障害の一亜型です。重複を厭わず、簡単にその臨床像を振り返っておきます。

臨床単位としてのＢＰIIの存在は、一九六〇年代に一元論から二元論への転回がなされたあと、一九七〇年代にＮＩＭＨのダナー（Dunner）らによって、この二分法に収まらない気分障害群として示唆されました（Dunner et al 1970）。当初は少数の研究者の関心を引くに留まりましたが、次第に安定した臨床単位であることが明らかにされました（Dunner et al 1976; Akiskal et al 1979; Endicott et al 1985; Angst 1986; Coryell et al 1987）。ある研究では、十年間の追跡でＢＰIIが躁病相を呈したのは五％に留まったといいます（Coryell et al. 1995）。遺伝学的研究では、ＢＰIIの親族ではＢＰIIが多いという集積性（および双極I型障害の親族では双極I型障害が多いという集積性）が、明らかにされています（Gershon et al 1982; Dunner 1983; Coryell et al 1984; Endicott et al 1985）。この類型はＤＳＭ-Ⅳ（1994）においてはじめて取り上げられ、双極性障害はその他の類型とあわせて、細分されることになりました（ＤＳＭ-Ⅳの診断基準は前章表３-１を参照）。

発症年齢は双極Ⅰ型障害（ＢＰⅠ）と同じか（Coryell et al. 1985; Endicott et al 1985）、それよりも遅くＢＰⅠと単極型の中間に位置する（Cassano et al 1989; 1992; Peselow et al 1991）といわれます。病相が頻発する傾向がありますが（Dunner 1980; Koukopoulos et al 1980; Cassano et al 1989）、ＢＰⅠとの差異に関しての報告は一定していません。またＢＰⅠに比べて慢性経過をたどる率が高いといわれます（Endicott et al 1985; Cassano et al 1989; 1992）。

うつ病相の病像は、制止、過眠、過食、妄想など、単極型よりもＢＰⅠよりの特徴をもつ傾向があるといわれます（Andreasen et al 1988; Kupfer et al 1988）。自殺企図のリスクが高く（Dunner et al 1976; Endicott et al 1985; Rihmer et al 1990）、しかも完遂率が高いという報告（Dunner et al 1976; Rihmer et al 1990）と、わざとらしさが目立つという報告（Coryell et al 1985）があります。婚姻状況には不安定な傾向があり、未婚者（Coryell et al 1985）や離婚者（Endicott et al 1985）が多いという報告があります。またＤＳＭ-Ⅳの記述によると、ＢＰⅡの生涯有病率は〇・五％と推定されていますが、軽躁への診断者の感度に強く依存しており、実際にははるかに高いのではないかと推測されます。また、女性に多い傾向があり、産褥期に引き続いて発症するリスクが高いようです。自殺の完遂率は有意に高く、一〇～一五％に及び、また中途退学、職業上の失敗、離婚などとの関連が高いようです。軽躁病相の六〇〜七〇％は大うつ病相の直前ないし直後に起こります。病間期の長さは年齢とともに減少する傾向があり、五〜一五％では年間四回以上の病相をみます。病相頻発型となると予後はかんばしくありません。大部分のケースでは病間期の能力に問題はありませんが、約一五％に気分の不安定性および対人関係上、仕事上の困難が生じます。

双極II型障害で特徴的なことは、病像の多彩さないしほかの障害の併発、つまりはコモビディティ（comorbidity）であり、パニック障害やブリケ症（Coryell et al 1985）、女性でのアルコール依存や月経前緊張症（Endicott et al 1985）などが指摘されています。DSM-IVでは、薬物乱用ないし依存、摂食障害（不食、過食）、注意欠陥多動性障害、パニック障害、社会恐怖、境界性パーソナリティ障害（BPD）が挙げられています。なかでもパーソナリティ障害との関連が重要視され、先に触れたアキスカルのいう準感情病性（subaffective）スペクトラムと関連するBPDをはじめとして、反社会性パーソナリティ障害（Endicott et al 1985）、統合失調症様パーソナリティ障害（Endicott et al 1985; Coryell et al 1985）などが挙げられます。

□症例J

初診時三十九歳　女性

地方の小都市で出生。母は産後まもなく死亡。父は地元の消防署職員であり、厳格であるが子どもには優しい人であったという。幼少時に継母が家に入ったが、小学校高学年まで本人は実母であると思っていた。その継母は、神経質なくらい几帳面であり、子どもにも「畳の縁を踏まないで歩け」など細事にわたって注意するほどうるさかったという。学童期は元気で明るくしゃきしゃきした子どもだったが、母が実母でないと分かってからいくぶん暗くなったという。また「細かいことが好きで、机が曲がっていてもいやだし、髪の毛一本落ちていても拾うし、線がピチピチとなってなければ気が済まない」というような強迫的な側面もあったようである。

地元の高校を中退し、美容師の見習いを一年間したが、継母が口うるさいのを嫌い、家出をして住み込みで働いた後、叔父を頼って上京した。寮に入って印刷会社の文選と校正の仕事をやり、同時に和洋裁を習っていたが、眼が疲れるということで約一年で辞めた。自分には客相手の仕事が向いていると考え、何軒かの喫茶店でウェイトレスをやり、そのかたわら美大の浪人生のデッサンのモデルやパブでの勤めを行った。二十二歳で結婚、二十三歳で第一子、二十六歳で第二子を出産。

第一子出産後から、頭痛、肩こり、眼の疲れ、手のしびれ、易疲労性、不眠が出没するようになり、内科医院に通院を始めた。ときおりうつ状態に陥り、出産一年後には過量服薬をしている。第二子出産後さらに症状が強くなり、動悸や体の極端なだるさなどを訴えて何度か救急外来を受診している。二十九歳時に離婚。子どもは夫側が引き取った。その後レジ係、ウェイトレス、美容室の手伝いなどをして生計を立てていたが、この間は症状はなく、朝から夜まで働いて元気はつらつとしていたという。三十二歳時に再婚したが、その後再び症状が出現した。三十七歳時に第三子出産してからはさらに症状は増悪し、一週間くらい稼働すると二、三日寝込むような変動を繰り返した。動けるときは活発であり、片っ端から整理整頓する。また育児に疲れると隣家の小さな物音がうるさく感じ、ときには当てつけのように受け取り、トラブルに至ることもあった。頻回に転居を繰り返し、多いときは年に五回も住居を移転した。三十九歳時、一軒屋からマンションに転居したところ、物音がさらに気になり、加えてうつ状態も悪化し、精神科を受診するに至った。

初診時、「子どもの面倒がみられない。何をするのも厭になった」とうちひしがれて来院し、入院を希望した。何もやる気がなく、すべて投げやりになり、死んでしまいたくなる。とりわけ朝は動揺が激しく不安も強いという。さらに頭痛、肩こり、発汗、瞼の圧迫感など多彩な身体症状の訴えが認められた。抑うつ状態に加えて、音に対する知覚過敏や関係念慮様の症状を呈し、また「夫が隣の女性のことを気にしている。TVのメロドラマを観てそわそわしている」と述べるなど症状は多彩であった。また一カ月に一週間くらいは調子がよくて動き回れる時期があることが認められた。また当時、患者自身は「自分は結婚に向いていない。特に子育てがだめ。几帳面で熱心にやりすぎてしまう。夫のことをどうしようもなく厭と思うこともある。そういうときは夫の洗濯物を触るのも厭になる」と述べている。

入院当夜、患者は「なにかはしゃいでしまう感じで、眠れそうにありません」と一転して元気そうな表情をみせた。その後はうつ状態を基調としながらも、ときおり軽躁状態が挿間する経過をとり、軽躁時には他の患者にお節介をやいたり、治療者になれなれしく接触したり、要求が満たされないと奇声をあげるなどの行為がみられた。うつ–軽躁の交替はサイクルが短く、かつ唐突であり、些細なことが契機となることが多い。また焦燥が両相ともに認められ、ときには混合状態様の病相もみられた。

その後患者の入院は八年間に二十回を数えた。入院の契機となったのはすべてうつ状態であり、軽躁状態での入院はなく、また本格的な躁病相の出現もみない。最初の三年間に二回、服薬による自殺企図があり、生命的に危険な状態に陥った。病間期には子どもを施設から引き取って育てようと試みたこともあったが、長続きせず、再燃の契機にもなった。むしろ患者は外で働くことを好んだ。

入退院を繰り返すうちに、次第に人格障害的特徴が目立つようになった。患者は病院で知り合った男性と交際を重ね、ときには同棲することもみられた。さらには次々とパートナーを換え、見捨てられた男性とトラブルに陥るとうつ状態を呈し、病院に逃げ込んだ。虚言を弄する傾向が認められ、また万引をして警察に補導されることもあった。治療場面では表面的な対応に終始し、内省性は希薄であり、実のある会話はほとんど成立しなくなった。身体的愁訴が頻繁に訴えられ、そのつど薬物を求め、強引ではないが、いかにもぬけぬけと要求し、最終的には患者の思い通りとなった。表情や所作振舞い、あるいはけばけばしい化粧や服装などにヒステリー的特徴が目立つが、生気があり、付き合いも活発である。しかし生産的活動はほとんどなされなくなった。

うつ-軽躁の易変性はさらに激しくなるとともに、極性は病初期よりも曖昧になった。たしかに横断的にはうつ状態を認めるものの、持続は短く、たとえば、入院後はケロリと振舞っており、スタッフの眼にはいかにも詐病のようにみえる場合がしばしば認められた。病院内では眼を盗んで他の患者に菓子類を要求したり、物を盗んだり、あるいは売りつけたりすることもあった。四十五歳時、夫と離婚して生活保護で暮らしたいといい、これも最終的に本人の希望するところとなった。子どもは夫側が引き取った。

薬物療法は、気分安定薬を主剤に切り換えていったが、抗うつ薬を中断することについては、その必要性を説いてもけっして受け入れようとはせず、むしろ「躁になる薬」を出して下さいと要求する。中断が試みられたときには、たちまちうつ状態を呈し、希死念慮を口にし、入院した。

この患者に転機が訪れたのは、四十六歳時、入院を契機としてようやく抗うつ薬を中断することが可能となった頃である。患者は、夫との離婚後も新しいパートナーとの同居にすぐには踏み切らなかった。また患者は新たにデイケアに参加し、スタッフの支えを受けたり、リーダー役に就くなど、いくぶん実のある対人交流が可能になり、波乱に満ちた経過はいくらか安定する傾向をみせた。その後もうつ病相は二度出来したが、入院中も病相の易変性は認められず、比較的穏やかに療養生活を送った。

混合状態への着眼

ここに提示した症例は、第一子出産後（二十三歳）より抑うつ的な気分変調が出現し、三十九歳よりうつと軽躁の両病相を発症し、病相頻発傾向を呈した双極II型障害の女性例です。二度の離婚歴、頻回の転職や転居、生命に危険の及んだ自殺企図、また自律神経症状やパニック障害様の症状の併発等、この障害によくみられる特性をそなえています。発症以降、浅薄な対人的態度、性的放埒、顕示性、万引などの反社会的行動、生産性の低下などパーソナリティ障害的傾向があらわになっています。

病前は制縛的傾向が目立ちますが、他方マニー型における境界内停滞性を忌避する傾向も、家出や頻回の転職などにおいてみられます。抑うつ的気分変調が出現してからは、子育てに対する苦手意識、マンションなどの閉鎖的空間への嫌悪、頻回の転居など、さらにこの傾向は強くなり、BPII発症後は、虚言、万引をはじめとして境界侵犯的行動が頻発するようになっています。アキスカル

(Akiskal 1992a) は、ツェルセンがマニー型の標識として挙げた頻回の転校や転職、カルトの嗜好、波乱にとんだ多数の恋愛関係などは、定型的なBPIよりもむしろBPIIにおいて特徴的であるといいます。

明確な病相を呈するBPIよりも、BPIIにおいてパーソナリティ障害的傾向がみられることについては、いくつかの理由が考えられます。まず両病型を分けるのは、躁病相と軽躁病相の違いです。躁病相は濫費や対人的トラブル、そして入院などによって、それを経験した者にとって忌まわしい記憶となりうるのに対し、軽躁病相はまさに享受すべき時期として、患者によって追い求められます。うつ病相によってうちひしがれた者にとってはなおさらであり、これが病状の不安定要因となり、また境界侵犯的行動へと駆り立てることにもなりえます。あるいは抗うつ薬を求めていわゆるドクター・ショッピングをすることもあり、病相頻発の要因となります。

もっとも着目すべきは混合病相でしょう。DSM-IVでは混合病相の存在はBPIIを除外するものとされていますが、それは混合病相が大うつ病と躁病の混合と定義されているからです（表4-3）。むしろBPIIでは軽躁とうつの混合状態を考慮しないと理解しにくい現象が多いものです。たとえば症例でもみられたような、うつから軽躁への、あるいは軽躁からうつへの急激な、手の平を返したような転回は、内因反応性に両極の現象を生起させるものとしての混合病相を考慮しなければ、あたかも詐病のようにみえるものです。混合病相はそれ自体、不安定な状態です。また患者自身にも予測しがたい急激な状態の変化は、患者に立ち直る暇《いとま》を与えず、またどれが本来の自分であるかという座標

表 4-3　混合性エピソード

A．少なくとも１週間の間ほとんど毎日，躁病エピソード（139頁参照）の基準と大うつ病エピソード（137頁参照）の基準を（期間を除いて）ともに満たす。

B．気分の障害は，職業的機能や日常の社会的活動，または他者との人間関係に著しい障害を起こすほど，あるいは自己または他者を傷つけるのを防ぐため入院が必要であるほど重篤であるか，または精神病性の特徴が存在する。

C．症状は，物質の直接的な生理学的作用（例：乱用薬物，投薬，あるいは他の治療），または一般身体疾患（例：甲状腺機能亢進症）によるものではない。

注：身体的な抗うつ治療（例：投薬，電気けいれん療法，光治療）によって明らかに引き起こされた混合性様のエピソードは，双極Ｉ型障害の診断にあたるものとするべきではない。

〔APA（2002）『DSM-IV-TR　精神疾患の分類と診断の手引』高橋三郎・大野裕・染矢俊幸訳，医学書院，p. 140〕

軸を次第に失わせます。さらにＢＰⅡの混合状態は患者自身にとっても、周囲にとっても疾病と認識されないことが多く、このことがあたかも性格の問題のように取り扱われ、適切な処置を受けそこねて、また患者自身を深く傷つけるものとなりえます。

混合状態を最初に規定したのはクレペリンですが、アキスカル（Akiskal 1992b）はその重要性を再評価し、双極性障害の型に応じて、ＢＰⅠでは精神病症状や非定型病像（統合失調感情障害や急性錯乱）を、ＢＰⅡでは、気分循環的な不安定性からＢＰＤと誤診されうるような状態を引き起こすと述べています。近年わが国でも、宮本（一九九二）による再評価をはじめ、混合状態のもつ臨床的意義への着目は増加する傾向にあります。提示した症例においては、まだ臨床的帰結にはいたりませんが、抗うつ薬を中止し、気分安定薬による適切な治療が行われた後、パーソナリティ障害的傾向はいくぶん緩和される傾向がみられました。すなわち、パーソナリティ障害を併発しているというよりは、病態の現れ（state effect）としてのパーソナリティ障害ないし可逆性をもった継発症（sequelae）とみなすことが可能であり、重要な臨床的視点を提示するものと考えられます。

V　おわりに

本稿では双極性障害をその性格や気質との関連おいて、三つの局面から検討を加えました。それぞれにおいて、疾病という状態（state）と人格という特徴（trait）を、同じ平面で関連の有無を論ずるに留まらず、両者の動的な関わりをできるだけ明らかにするように努めました。

わが国の精神科臨床は、病前性格論をはじめとして、患者の性格や気質についての繊細な感受性をよき伝統として受け継いでいます。北米精神医学で気質（temperament）への言及がなされ始めたのは驚くに値することではありません。要素的な精神現象を丹念に拾い上げ、厳密な定義を与えるという作業の後に、それらの布置を考え、基盤や本質に思いをいたすことは至極当然の流れというべきだからです。

臨床において個々の症例のもつ性格や気質に着目することによって、診断はその奥行きをもちます。またそれは、患者の本来もっている乗り越えがたい体質的基盤を把握するものでもあります。こうした理解なしに、やみくもに精神療法や疾患教育を行えば、「角を矯める」がごとき事態も生じえます。それぞれの気質に応じてそれを活かすような工夫が求められるべきです。

またパーソナリティ障害的症状が目立つ場合、それを疾病の現れではないか、あるいは疾病まで至らないまでも準症状性の現れではないかと吟味してみる必要があります。一般に人格や性格の問題といった場合、治療的ペシミスムに陥りやすいだけに、なおさらこうした作業は必要です。BPIIの患者が、漫然とした抗うつ薬の投与による病相頻発に至ったり、パーソナリティ障害と見なされ悪化した治療関係のまま経過し、気分安定薬の恩恵に浴さないままにいるのも稀ではありません。

双極性障害がI型、II型、さらにはIII型と細分化されている現況が示すように、気分障害を端的に二元論で割り切ることはすでに困難なように思われます。この点に関して、広瀬（一九八七）の「逃避型抑うつ」とBPIIの関連性の指摘は示唆的です。かつて飯田（一九七八）は、社会変動、社会的枠組みの緩み、価値観の多様化とともに、メランコリー型には生きにくく、マニー型には生きやすい時代の招来を予言しました。本稿で示したような同調性の病理を考えるとき、双極性障害と関連した病理は必ずしも減少するとは限らず、むしろパーソナリティ障害などの多彩な病理現象として出現する可能性は否定できないでしょう。

第Ⅲ部　うつ病のメタサイコロジー

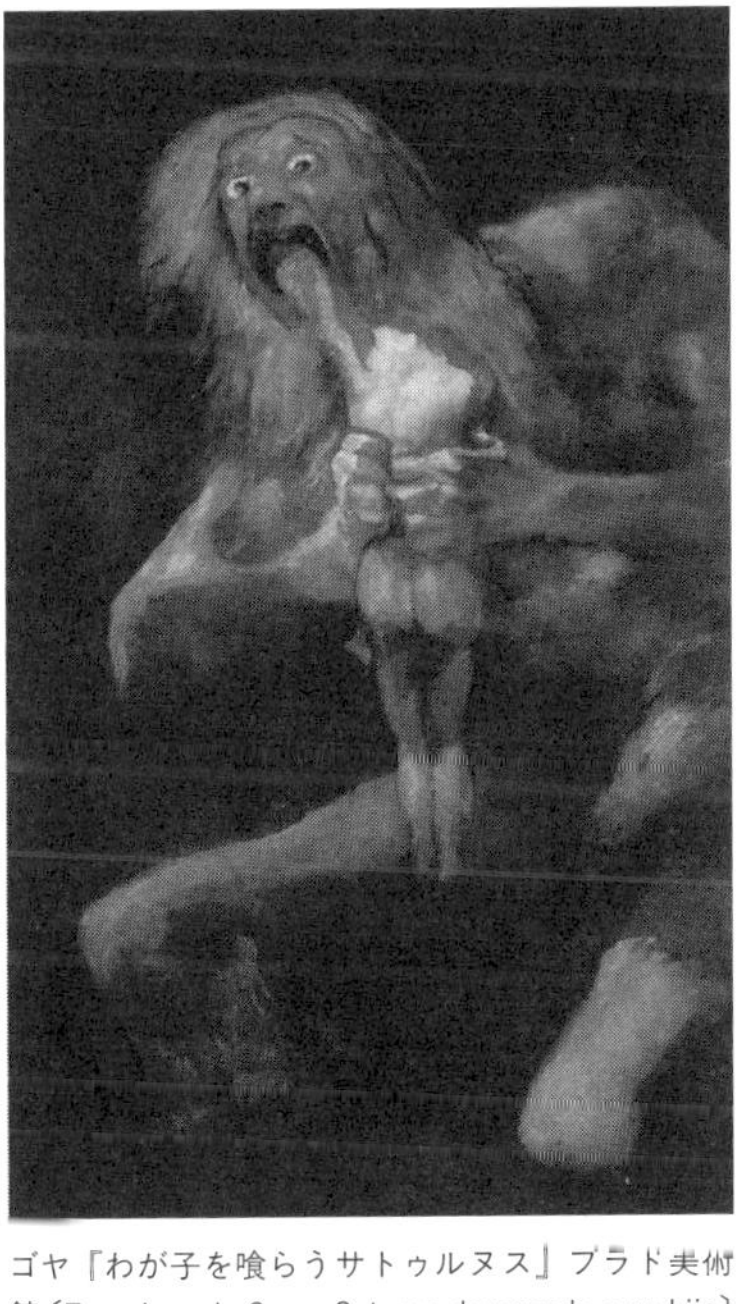

ゴヤ『わが子を喰らうサトゥルヌス』プラド美術館〔Francisco de Goya : Saturno devorando a un hijo〕

第5章 うつ病の精神療法可能性について

Ⅰ　はじめに

うつ病の精神療法について論じる前に、まず問わなければならない問題があります。それは「うつ病に対して果たして精神療法は可能であるか」というラディカルな問いです。

もちろんひとくちに精神療法といっても、その外延は広く、また多彩であり、一括して論じることはできません。また、まったく精神療法的な関与なしにうつ病の治療が可能であるとは到底思えないのであり、その必要性は自明のことと言えるかもしれません。ただこの疾患には、そもそも精神療法といったものに抵抗し、さらには拒むような何かが、その病理の本質に根ざしているようにも思われるのです。その疑念は容易に拭い去ることはできません。それは精神医学史の語るところでもあります。

うつ病の精神療法小史

精神分析の立場からはじめて系統的にうつ病を論じたのはアブラハム（Abraham 1953）です。彼は「リビドーの抑圧」という、当時の分析理論の骨格である精神神経症の定式を当てはめ、うつ病を過度の抑圧によるリビドー充足の断念と感情的な親密さを得ることへの絶望であると論じるとともに、口唇期への退行、自己中心性、強い両価性などの特性を指摘しました。ここに「断念」あるいは「絶望」という想定があることは何か示唆的です。

アブラハムやタウスク（Tausk V）の研究に刺激され、フロイトは一九一四年頃からうつ病論を構想し、一九一七年に『悲哀とメランコリー』（Freud 1917）を発表しました。彼は、「失った対象との自己愛的な取り入れ-同一化と、それにともなう失った対象への攻撃の自分自身への向け変え-罪悪感、自責」をうつ病の病態機序とみなしました。このわずか二十頁あまりの論文は、フロイトにおけるほとんど唯一のうつ病論ですが、精神分析の古典として今なお重要なものであり、かつ特異的な位置を占めます。というのも、それは抑圧の機制を用いず、代わりに対象関係を中心に据えて書かれた最初の病理論なのです。ただいささか皮肉なことに、その際、対象関係はうつ病において転移が起きないこと、つまり、あるべき対象関係が欠落していることから着想されたのです。

さらにフロイトは、一九二四年の『神経症と精神病』（Freud 1924）のなかで、「自己愛神経症」という術語の使用をメランコリー性の疾患に限るとし、転移神経症から区別するだけでなく、精神病

（統合失調症）よりも自己愛的なものであるとしました。ある意味では、精神分析的治療に関する敗北宣言がなされたと考えられるでしょう。

その後、気分障害の病理論はクライン（Klein M）、ラド（Rado S）、ジェイコブソン（Jacobson E）、ビブリング（Bibring E）らの精神分析家によって発展されることになりますが、実際の治療論としては見るべきものは多くありません。そのなかではフロム＝ライヒマン（Fromm-Reichman）やコーエン（Cohen M B）らがうつ病の集中的精神療法に取り組んだことは特筆に価するものであり、今なお分析的治療の到達点を示すものです（Cohen 1954）。それはアリエッティ（Arieti S）、ベック（Beck A）らのネオ・フロイディアンに引き継がれ、最終的にベックによる「認知療法」に結実しました（Beck 1967）。しかし、こうした展開そのものが、やはりうつ病の精神療法の難しさを物語るものではないでしょうか。というのも、認知療法というものは、そもそも集中的精神療法を継続的に発展させたものではなく、その断念の上に構想されたものだからです。

わが国に目を転じると、気分障害の病理論は一九六〇年代から七〇年代にかけてその頂点を迎えます。とりわけ状況論は、従来の精神と身体の二元論的疾病観を止揚するものとして、病理の把握を飛躍的に発展せしめました。おりしも、うつ病の軽症化にともない、その精神療法可能性がまさに拓かれた観がありました。そして精神療法を含めた治療は、身体的基盤から、発達史、病前性格、発病状況、経過までを包括する多次元的な疾病理解のなかで、それを最終的に完結するべきものとして位置づけられたのです。その成果は笠原（一九七八）が提出した「うつ病の小精神療法」に集約されることになります。

第1章でも触れましたが、ここで精神療法にあえて「小」が付されていることに着目すべきでしょう。それは彼の提示した原則が、本格的な精神療法ではないことを示しています。そこには、うつ病の回復可能性への信頼が含まれていると同時に、この疾患に対する精神療法が困難であり、場合によっては反治療的とさえなりうることが示唆されているように思われます。ここでもわれわれはある種の断念を見出すことになります。

往時からすでに四半世紀以上の年月が流れました。その間、うつ病の精神療法に関しては、とりたてて刮目すべきことはほとんどなかったように思われます。わが国の精神療法専門誌『精神療法』は、一九七八年に「うつ病の精神療法」の特集を組み、そこに笠原の論文が掲載されたのですが、思えばその当時がピークであったのかもしれません。同誌が再びこの主題を取り上げるのは、ようやく一九九七年のことです。一目してわかることですが、そこには病理に関する理論的深化も、また精神療法可能性へ向けた視点もありません。治療は、認知療法、対人関係療法、家族療法などへと分化し、それぞれがその有効性を主張するといった情景が繰り広げられています。もちろんそれらの諸技法が精神療法でないというわけではありません。ただ、ある種の断念がそこに含まれていることは再度確認されなければならないでしょう。

それならば、うつ病の精神療法は断念されるべきものでしょうか。それでもやはり、臨床の現場においては要請されることではないでしょうか。本章では限界を吟味するために、うつ病の精神療法抗性について、メタサイコロジー的な視点から踏み込んで論じることにしたいと思います。

II　うつ病の精神力学

基本構図

気分障害の精神力学の基本は、その独特の対象関係にあります。それはなにもカウチを持ち出すまでもなく、ごく通常の臨床場面で把握することが可能です。さらに言うなら、カウチという文化には、そもそもあまりなじまないものなのです。

たとえば、今ではいくらか古典的となったメランコリー親和型の典型的な事例を想定してみましょう。彼らの対象関係を特徴づけるのは、まず主体の側からの対象への献身的な関わりです。企業人の場合は会社や部署、上司であり、主婦の場合は家庭や夫がその尽力の対象となります。あるいは伝統、文化、思想などが対象となる場合もあるでしょう。総じて彼らは模範的人物とされ、周囲の信頼も篤いのです。いわゆる善人です。労を厭わず、一見して見返りを期待していないようにみえます。

とはいえ、結果的にせよ、彼らは自らの献身に対する反対給付を受け取ります。それはたとえば、良き部下として庇護されることであり、よき母として慕われることです。丹精をこめ、切磋琢磨した領分のなかで、自分自身の居場所が見出されます。彼らにしてみれば、見返りを期待するなど思いも

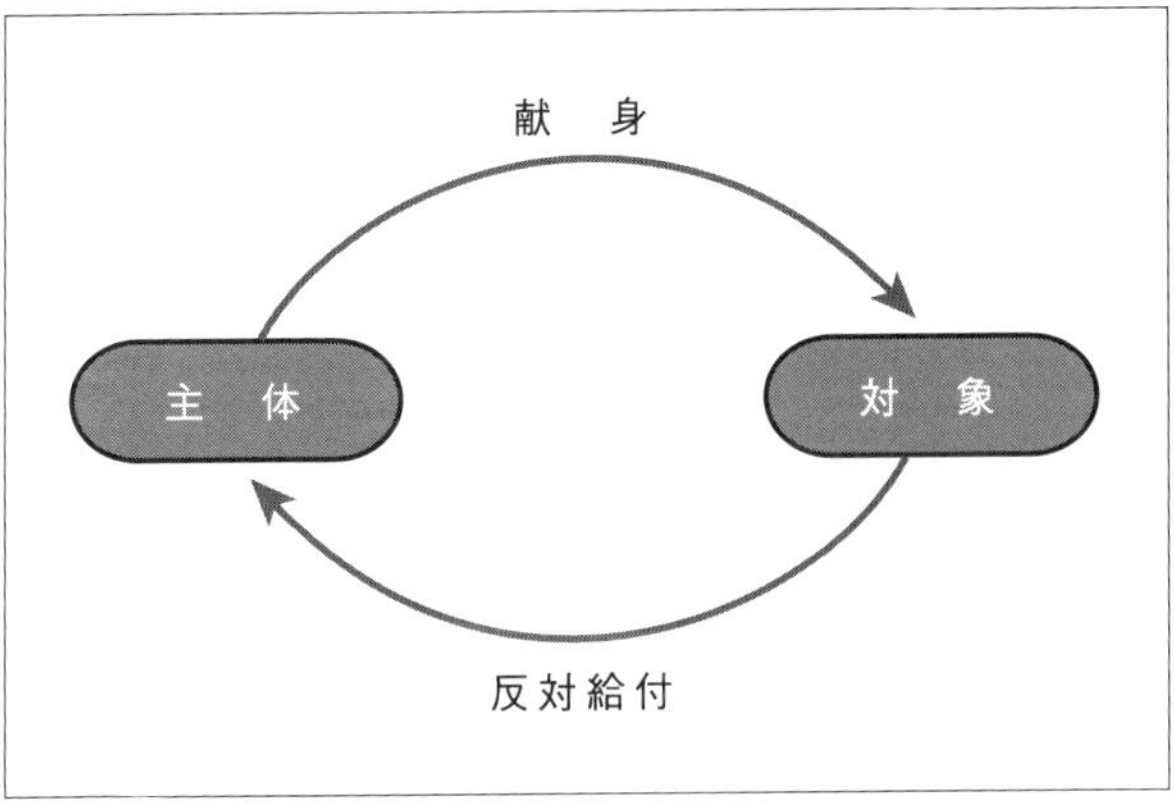

図6-1　うつ病者（メランコリー型）における対象関係のループ

ようないことですが、少なくとも結果的には彼らの尽力は報われるのです。はなはだ単純ではありますが、このような対象との間のある種のギヴ・アンド・テイクのループが、気分障害の対象関係を考えるうえで基本となります（図6-1）。

いくつか重要な点を指摘しておく必要があるでしょう。まずこの構図は、反対給付が不可欠なものであることを示しています。もちろん彼らは「見返りを求めて」献身しているのではありません。自分たちの行為はあくまで無私のもの、他の人のためのものでなければなりません。

ところが、典型的な発病状況とされるものを考えるとき、しばしば反対給付が途絶えることが発症の契機となることが示唆されます。たとえば定年による「荷下ろし」や主婦における「転居」は、彼らがそれまで心血を注いで作り上げてきた縄張りを、根こそぎ奪い取るものとなります。「昇進」では、優秀な部下としての評価や庇護された居心地の良い立場が失われ、「空の巣」では子どもたちから頼られることがもはやなくなるのです。

それでも彼らは見返りを得るために尽力してきたのではありません。第二の点は、彼らがこうした反対給付の存在に気づかないことです。何を失ったかわからないのです。実際、手狭な社宅から郊外の一戸建てに転居した主婦も、晴れて課長に昇進したサラリーマンも、本来喜ぶべきことであるのに、なぜうつに陥ったのか、しばしばまったく理解できず、途方にくれます。気づかないということについては、単に反対給付の否認にとどまりません。彼らは自分が献身的にふるまってきたことすら認めようとしないのです。

第三に、この構図が安定するためには、一定の「離隔」が必要とされることです。つまり努力している間、がんばっている間のみ成り立つ図式なのです。サラリーマンは一兵卒として粉骨砕身し、主婦は家族に頼られているうちが華です。彼らは漸進的であり、飛躍を好みません。目標はつねに一歩先にあり、決して実現しないことが肝要です。確たるものがない場合でも、努力しているという志向性が保たれればよいのです。それゆえ、昇進うつ病にみられるように、目標の実現は、彼らにとってみれば目標を見失うことであり、対象喪失となります。彼らは「成功以後のストーリー」をもたないのです。

以上をまとめると、うつ病者の対象関係は以下のようになります。

（1）　反対給付を不可欠とし、

（2） そのことに気づかず、

（3） 対象を希求しつつも到達してはならない（達成するまでが華）

もっとも、メランコリー型の心性をすぐさまうつ病一般に敷衍することはできないのであり、これらの特性は、より普遍的性格をもつものへと掘り下げられなければなりません。

「反対給付なしにはありえない」ということ、このことはそれを与える他者を必要とするということであり、自分が自分であるために、他を不可欠のものとしているということを意味します。他者なしにはあり得ないこと、これはこれまで何度か触れてきた「同調性」の気質をもつ個体の特徴です。それは社交性に秀でるには有利な素質ですが、自己確立がいつのまにか同調性の波にさらわれる危険もあります。もちろんおしなべて、人はおのれを反照してくれる他者を必要とするものですが、他人の顔色や意向を窺うあまり、うつ病親和者の自己は空疎なものとなる危険がつきまといます。いささか硬い言葉を使うなら、他者へとその存在が疎外されているのです。

マニー型では、こうした他者への依存は否認されますが、それはうわべのことであり、人を喰い、呑んでかかるほど倣岸であっても、常に他者からの支えを必要とします。概して寂しがり屋であり、孤独への耐性は低いものです。

反対給付を求めているなどとは思いもよらないこと、このことはうつ病者の対象関係が自己愛的であることの現れです。

フロイト（Freud 1917）は正常な悲哀とメランコリーを比較し、「悲哀では外の世界が貧しく空しくなるのだが、メランコリーでは自我それ自体が貧しく空しくなる」のであると述べました。そして彼らは何を失ったか気づかず、対象喪失が自己喪失に変わることを指摘し、メランコリーの自己愛的な対象選択に言及しました。反対給付が否認されるのは、健常時の自己愛的対象関係にほかなりません。自己とその自己愛的対象との区別は曖昧であり、ある意味で一体となっています。対象はいわば空気のように自明なものであり、それとの一体感は当然のこととして当てにされています。それゆえ、対象から与え返されているという意識は希薄です。

こうしたうつ病にみられる幻想的な一体感を最初に指摘したのは土居（一九六六）あり、彼はそこにみられるナルシシズムは本来の依存欲求の不満を防衛するために生じたものであるとしました。マニー型ではこの自己愛な一体感の病理がより顕著に認められます。さらに躁病となると、「一体感の錯覚が持続され、またこれを維持しようとして妄動する」ことになります。

最後の「対象を希求しつつも到達してはならない」とは何を意味するのでしょうか。なぜ彼らは目標との懸隔を維持しなければならないのでしょうか。すでに述べたように、目標が実現するとき、目標喪失に陥るということがまず考えられるでしょう。うつ病親和者が陥りやすい皮肉なトラップです。ただ、それだけなら正常の悲哀がもたらされるだけです。それにとどまらず、目標が現実的なものとなってはいけないということは、それが幻想的なものに裏打ちされていることを暗示しています。より正確に言うなら、対象との懸隔が維持されるなかで、幻想を差し挟むことが可能となるのです。彼らにしてみれば、意識のうえでは、あくまで目標を達成しようと努力しているのですが、この尽力のなかで、自己愛的対象との幻想的一体化がひそかにもたらされるのです。ところがはからずも目標が実現されるとき、彼らは対象喪失に陥ります。そのうえ何を失ったか気づかないのです。

だが、はたして彼らは対象を失ったと言えるのでしょうか。

まず確固たる対象があり、しかるのちに失われたのでしょうか。もしかしたら、失ったというのは「あった」という錯覚を与えるものではないのでしょうか。すなわち、対象喪失とは、対象がそもそもの始めから失われていたという、根源的な喪失を隠蔽するものではないでしょうか。

アブラハム（Abraham 1953）はうつ病の精神力動について、人生早期における主要な愛情の対象である母親あるいは父親からの拒絶を想定しました。彼に限らず、うつ病の精神力学は、最終的にはこうした根源的喪失の想定へと導かれるように思われます。ただ、この喪失に直面することは、通常不可能です。うつ病者は、健常時にはひたすらなる上昇志向によって、罹病時には見かけの対象喪失と、さらにはこの見かけの喪失すら否認することによって、この根源的次元からの隔たりを確保するのです。

以上をまとめると、献身と反対給付のギヴ・アンド・テイクのループという基本構図から、以下の精神力学上の特徴が帰結されます。

（1）他者への疎外
（2）自己愛的対象関係
（3）根源的喪失

これをあらためて構成しなおすと以下のようになるでしょう。まず、依存欲求が満たされないこと、あるいは母からの拒絶といった原初の喪失があります。ついで、それは自己愛的対象との幻想的な一体感によって代償されます。さらにこの一体感は、他者や対象への関わりのなかで強固に防衛されます。メランコリー型の場合には、最後の段階で、几帳面、秩序志向などの強迫機制が発動し、性格の鎧が形成されると考えられます。

こうしたうつ病の精神力学を想定するとき、精神療法的アプローチをする場合に、どのような困難がもたらされるのでしょうか。

精神療法抵抗性の諸相

対人的相互性に欠けること

気分障害者は献身とその反対給付によって精神力学的均衡を得ます。先にこうしたギヴ・アンド・テイクのループについて論じましたが、それに従うなら、彼らに対人的相互性が欠けるというのはいささか奇異に感じられるかもしれません。

たしかに適応した様態においては、彼らの対人関係は常識的で円滑であり、社交性を備えたものです。行為や判断において、周囲の意向が常に重視されます。良心的で尽力的なふるまいは、模範的な社会人としての評価や庇護を獲得するでしょう。しかしいったん病理が発動すると、それまで背景にひそんでいた自己愛的対象関係が露呈する危険がつきまとうこととなります。

うつ病における自己愛の病理は、言うならば、双方向に起こり得ます。そしてそのいずれもが相互性に欠けた様態をとります。

一つは献身の方向です。機能しているうちは、それはある種の美徳として評価されましょう。しかし、いったん社会的枠組みがはずれると、献身は途端に失調し始めます。尽力は転じて、やりすぎ、独善、あるいはいらぬおせっかいになります。親切の押し売り、善意の押し付けであり、受ける側はなんとなく心苦しく、さらには仕切られ、束縛されるような窮屈さを感じます。こうなると、もはや献身とは言えません。というのも、この言葉に含まれる、見返りを求めぬ潔さがそこにはないからです。もっとも、彼らの献身が機能している間も、それは反対給付によって均衡が取られていたのであり、そのかぎりにおいて機能していたのでした。

とりわけ、ひそかに存在した反対給付が失われると、それまで奥ゆかしさに隠蔽されていた支配的であつかましい自己愛的心性が姿を現します。それは相対するわれわれに、重苦しさとなってのしかかります。事態がうまくいかなくなると、あるいは彼らにとっての反対給付が失われ、幻想的な一体感が失われると、多くの場合、彼らは自分が悪いと言い始めます。うまくいかないのは「私が至らなかったから」であり、「申し訳ない」という。しかしそう言われても、取り付く島はありません。最初のうちは同情する気持ちが喚起されるかもしれませんが、次第に「背負い込み過ぎでは？」であるとか、「あなたがそこまで心配する必要はないのでは？」とつい口にしたくなるようになります。

こうなると、それまで控えめであったはずの人が、存外ひとりよがりであり、それどころか支配的でさえあることが露呈されます。相手の個々の人格は尊重されることなく、あるいは無視され、彼らの心的世界のなかに取り込まれます。こうして献身から一転して支配にいたるように、彼らの自他の分節は曖昧であり、総じて自己愛的です。

もっとも、「人は人、私は私」として割り切れないというつらさは切実です。またときとして、彼らの献身は搾取されることもあるでしょう。こうなるとさすがの彼らも「私が悪い」と言って済ますわけには行かなくなります。彼らはめったに口にしないのですが、「これだけ尽くしてきたのに報われない」という気持ちがどこかで芽生えるでしょう。この「恨み」の心性は、ともすれば顕在化する可能性のある、うつ病者の心性です。

自己愛のもう一つの方向は、「やってもらってあたりまえ」というものです。補助線を引くなら、「これだけ尽くしたのだから、やってもらうのは当然だ」という心性です。このこともまた患者には意識されません。健常時には、献身している自覚もなければ、さらには自分が反対給付を当てにしているなどとは思いもよりません。

病前においても、社会的規範の希薄なところでは、世間的評判とは裏腹に、たとえば家庭では暴君であったり、聞き分けのない子どものようであったりすることが存外あります。治療が比較的順調に進んでいる場合にも、ときにぬけぬけとした要求をされて、意表を突かれることがあります。それは、普段折り目正しく、慎み深い印象を与える事例でも起こり得ます。しかも本人は、場にそぐわない要求をしているとは思ってもみないのであり、余計にグロテスクに映ります。遷延した事例では、この病理が前景に立つ場合があり、治療に大きな障壁となります。あるいは回復期には、周りがサポートしてくれたり、大目に見てくれることはあたりまえと、甘い見通しをもつ事例も存外多いものです。

□症例K

初診時五十二歳　男性

数人の仲間と会社を共同経営していたが、数年前より自分の担当する商品の売り上げが伸びず、気に病んでいた。うつ病を発症後、精神科外来を受診したが、家と職場が近接しており、ゆっくり療養ができないということで入院を希望した。その後、抑うつ症状は順調に軽快していったが、大きな逸脱はないものの、病棟の若い女性患者や看護師に軽口をたたいたりするなど、ややふわついた状態が目に付いた。退院が近づくと「今後はペットショップでもやってみようかと思う」と、いささか現実離れした計画を語った。軽躁病相も疑われたが、そこまでには至らず収束した。

退院後、新しい仕事の計画は家人や職場の仲間にたしなめられて、患者は即座に撤回した。復職を前にして彼は、自分自身が発症のきっかけになったと考える事件について語った。数年の成績不振に悩んだ彼は、ある日辞表を仲間の経営責任者である社長に差し出した。社長は「もっとよく考えるように」と言い、辞表は「預かりおく」ということになった。これを契機として、彼は抑うつ的となったという。患者としては、社長は辞表を受け取らず、突っ返すものと期待していたのだが、この「預かりおく」という措置はひどく彼をがっかりさせるものだった。

さりげない事例ですが、発症と回復の二つのポイントで、甘い現実認識とあてはずれを指摘することができます。患者は意識の上では「迷惑をかけて申し訳ない」と思いながら、それとはまったく別のところで、幻想的に、社長は当然自分を慰留し、引き止めるものと思い込んでいました。そこに、「よく考えるように」と言われたわけです。同席した妻によれば、社長は「辞めるなどとばかなことを考えるな」という態度だったといいます。正確に言うと、患者は慰留も何も期待していたわけではありません。むしろあまりにも当然のことであり、脳裏にさえ浮かびませんでした。そこに「預かりおく」といわれた途端、自己愛的な対象関係が破れ、現実に引き戻されたわけです。幻想的な一体化は、失われてみて初めてそれとわかります。より正確に言うなら、何が失われたかわからないまま、抑うつ的となります。回復期のペットショップの一件も、患者にしてみれば家人は当然賛同してくれるものだと思っていました。ここには自分の意に沿うように慰留してくれなかったことへの恨みが隠されているかもしれません。ただ、幸いこの事例では、回復期の幻滅は大きな障壁とならず、その後は順調な経過をたどっています。

こうした「やってもらってあたりまえ」という心性は、場合によってきわめてやっかいなものとなり得ます。これについては項をあらためて「要求の病理」として後に論じます。いずれにせよ、ここに呈示した双方向性の自己愛の病理は、他者との相互的な関係を立てるのに大きな障壁となります。なぜなら相互性とは、見返りがあるということではありません。他者が他者として尊重されるということです。

内的なものに対する気づきの悪さ

感情は、対人的相互性とならんで、精神療法の基本的な構成要素です。だが、うつ病者はこの感情成分において思いのほか疎であると言わざるをえません。

まず、症状のレベルにおいて、気分障害は感情的に貧困です。シュルテ（Schulte 1964）の「悲哀不能」を持ち出すまでもなく、生きた感情があまり伝わってきません。敢えていうなら、彼らから受け取るのは「感情を失った悲しみ」です。気分は、生気的、身体的な不快であり、そのつらさを受け止めることはできても、展開することは難しいのです。

それにとどまらず、彼らの心的世界は生きた感情というものに乏しいものです。さらにいうなら総じて精神的なものというものに対する特有の気づきの悪さがあります。

前節でみたように、彼らはみずからの献身が反対給付を求めているなどとは思いもよりません。それどころか献身していることにすら気づきません。これは自分のことにとどまりません。他人の気持ちを汲むことも存外苦手です。それゆえ、慣れ親しんだこと以外では、どのように応対してよいかわからず、相手を踏みにじることがあります。すでに指摘したように、たとえば過剰に奉仕するかと思えば過剰に要求し、あるいは驚くほど「われ関せず」であったりします。

臨床的にもっとも目立つのは、内面に対する気づきの悪さです。治療者からすれば、まさにそこにある明白なものに、その当事者たる本人、それに対してただ一人直接的に知る権利をもっているはずの当人が、まったく気づかないのです。治療者が指摘しても、「はあ、そうですか」と手応えのない反応を示したり、「そうですね」と一見認めたかに思われても気持ちが切り離されていたり、知性化による防衛が動員されたりします。こうして感情は分離されます。なかでも怒りの感情への気づきはすこぶる悪いのです。

□症例L

初診時五十七歳　男性

小さな商店に長年勤めていたが、早期退職したあとしばらくして、うつ病を発症した。薬物療法によりある程度回復したが、頭のしびれや目のまぶしさなどの身体的症状を主体とした抑うつが残存した。部屋のなかでも眼鏡に黒いセルロイドのカバーをかけ、いかにも面白くなさそうな乏しい表情で、淡々と通院を続けていた。

初診の約一年後のある診察で、退職当時のことが話題となった。患者は長年にわたってまさに奉公するように社長に仕えてきたのだが、年を取るにつれて疎んじられ、退職に追い込まれた。その際、社長は、患者にさんざん恩着せがましいことを言い、患者の家族まで侮辱したのである。これらは以前の診察でも断片的に語られ、患者のうつ病の発症および遷延化に、退職にまつわるエピソードが関与していることがうかがわれ、ようやく取り扱う時機が到来したと思われた。

だが、一通りこの屈辱的な体験が語られ、治療者がその時の患者の気持ちに触れようとしたとき、患者は「いや、私がだらしないのがいけなかったんです」「社長にもいろいろ事情があったんじゃあないですか」とにわかに矛先を収めてしまった。その後、この話題は患者から語られることはなく、治療者が水を向けても、他人事のような気のない応答に終始した。

こうした臨床場面はそれほど稀なものだというわけではありません。とりわけ、ほかならぬ患者自身はいったいどう感じているのかがあらためて問われ、自分自身の感情が問題となるとき、このある種の「盲」とさえ言いたくなるほど、現象は顕著となります。

こうした精神的なものへの無自覚がもっとも顕著にみられるのはメランコリー型の事例であり、気分障害全般に敷衍するにはいささか無理があるかもしれません。実際、より若い事例や双極性の病理を示す例では、それほど感情的なものに不関ではなく、あるいはむしろ敏感であるといった方がよい場合すらあります。たとえばアキスカル（Akiskal 1999）は双極スペクトラムの心性について、対人過敏性（interpersonal hypersensitivity）をその特徴の一つとして挙げています。ただその場合も、過敏性の対象となるのは他者です。そして自分自身はむしろ空虚であり、その空虚感に苦しむ事例も稀ならずみられます。

このことはすでに指摘した「他者への疎外」に相当する現象です。彼らは他者の評価を気にするあまり、自分が空疎になる危険につねに立ち会っています。いったい自分自身はどのように見て、どう感じ、いかに考え、そして判断するのかという内発的な感覚に乏しいのです。このようにして、自分の気持ちは二の次になります。

おのれ自身についての気づきの悪さ、あるいは熱い認知の起きないこと、こうしたことは内省を重要な構成要素とする精神療法にとって、決定的な困難を与えるものとなり得ます。

基本的信頼の問題

気分障害者がおしなべて精神的なもの一般に鈍感であるというわけではありません。それどころか、きわめて鋭敏に反応する領域があります。すでに指摘したように、彼らは他人が自分をどう思っているかに関して強い関心をもちます。それならば彼らは他人に関して気づきがよいと言えるかとなると、そういうわけではありません。

彼らが関心をもつ他者とは、自分を善か悪か、そのどちらかに評価する他者です。それゆえ他者への配慮は強くみせますが、他者の気持ちを汲むことに秀でているというわけではありません。現実の個々の他者というものは、さまざまな側面をもち、さまざまな顔を見せ、ときにはそれらが相反することさえあります。また彼らに対して、あるときには彼らを評価し、またあるときには批判し、あるいは関心を持たない時もあるでしょう。ところが、うつ病親和者は、こうした両価性あるいは多義性に対して、それを耐え、そして保持することが、存外苦手なのです。

ここで彼らがしばしばとる戦略が「一般化」です。すなわち単純に割り切り、平たい捉え方にとどめることとです。とくに評価を下す他者に対しては、彼らが自分たちに向けてくる熱い感情を封殺し、一様な反応で応じます。それぞれの個別の人物と相打つのではなく、誰に対しても同じような対応をします。そうなると、人物というより一般的な審級（権威）との関係になります。こうした現象は、とりわけメランコリー型において顕著であり、実際彼らの献身は個々の具体的な対象にその都度捧げられるのではなく、たとえば部署、会社、家族、伝統といった一般的なものに一様に向けられるのです。

精神療法において問題となるのは、感情において疎であることに加えて、治療者も個人としてではなく、一般化された審級（権威）として捉えられるということです。彼らは、一見してあたりが良さそうにみえます。ですが実はステレオタイプであり、治療者の人格ではなく、もっぱら治療者という役割や権威への一般化された反応であったということがしばしばあります。

これらのことは、たとえばコーエン（Cohen 1954）らが、転移が徹底的に起こらないことであるとか、統合失調症よりも個別的な関係性の悪いことなどとして指摘しています。またわが国では、木村（一九七六）がクランツ（Kranz 1955）の「鬱病性自閉」といういくらか逆説的な用語を展開し、うつ病者においては「他者が自己存在の構成分として、真の他者性を失って自己のなかに取り入れられている」として、その自己中心性を論じました。

たしかに、気分障害者はおのれを肯定してくれる他者を求めます。しかしそれはあたかも原初的喪失を埋め合わせるためのものであるかのようであり、その蔭には、何か決定的な不信が根をおろしているようにさえ感じられます。つまり、おのれが善とされるか、さもなくば悪とされるのか、という善悪の問題が、他者を信頼することについての彼らの根源的な欠損を覆い隠しているかのように思われるのです。

土居は「分かる-分からない」という概念を軸に、疾病分類を試みましたが、うつ病者の心性を「わかりっこない」と喝破しました。これは「他人が自分のことなどわかるわけはない」といううつ病者の不信と虚無、すなわち基本的信頼における欠損を物語っているように思われます。

精神療法の目的が、患者の世界や他人との信頼の回復にあるとすれば、うつ病者の基本的信頼をめぐる問題は、もっとも挑戦的であると同時に、もっとも困難な課題であると言えるかもしれません。

III 〈罪悪感〉への退避

前節では、うつ病の心性全般にわたって、その治療抵抗性について論じました。それらは彼らの病前、病中、病後を通して一貫して認められる病理であると考えられます。それに対して本節では、うつ病発病後において臨床的に治療抵抗性を構成する具体的ポイントについて論じようと思います。

例外はあるにしても、うつ病者は判で押したように自責的となります。「私のせいで迷惑をかけている」「申し訳ない」といったフレーズが、定番のように繰り返されます。こうした罪悪感のなかに、われわれは抑うつの痛ましさを読み取るでしょう。だがときとして、ステレオタイプに感じることもあり、あるいはうんざりすることもあります。彼らの表明する罪悪感のなかには、どこか取り付く島のなさがあります。

治療者は「そんなことはないですよ」と温かく応じようとします。そう言いながらも、どのようにいたわりを示そうと、決して相手には響かないだろうなと、どこかで確信しています。あるいは「本当は申し訳ないなどと思ってはいないのではないか」とひそかに思うのですが、それでもやはり「そんなことはないですよ」と応じることに帰着します。白波瀬（一九九七）も指摘するように、そう言うように強いられているかのようにさえ感じるのです。

うつ病の治療は、しばしばこうした形にはまり、そこから脱却することができません。実際の臨床場面では、この罪悪感に彩られたある種の固着のポイントが、精神療法への強い障壁となります。もちろんそれはうつ病者にとって心的平衡を与えるものですが、同時に変化への強力な抵抗になるものだからです。スタイナー（Steiner 1993）を援用するなら、これは「病理的組織化」であり、患者にとって苦痛な現実から退避する心の避難所として使用されています。

ここではこの退避のポイントとしての罪悪感について論じます。その際、罪悪感とはもちろん正常心理水準のものではなく、また通常のメタサイコロジーで言われるものでもなく、あくまで病理的組織化による退避の場としてのものです。それゆえここではその差異を明確にするために、敢えて〈罪悪感〉という表記をもって記述することにします。

□症例M

初診時三十四歳　女性

職人であった父は、内弁慶だが、毎日酒を飲み、Mへの身体接触を繰り返した。Mが触られることを拒否するようになってからは、酔っては大声を挙げたり暴れたりするようになった。母は時折抑うつ的となることがあり、後年、アルコール依存に発展した。Mの下には妹が一人いるのだが、怒られるのは常に患者の方であり、母からは「おまえ（M）のせいで私（母）がおとうさん（父）に怒られる」「家がめちゃめちゃになった」としばしば非難された。家で文句が聞こえてくると、自分のことではないかと常に感じた。

　自分の性格については、「人に非常に気を使い、神経質であるが、それを他人には見せない、他人のちょっとしたところが気に障るが、抑えてしまう」と評し、強い対人過敏性と自己抑制が同居している。強がっている面もあるが、場の雰囲気に敏感で、何とかしなければと思うとおどけてみせるが、あとで羽目をはずしたと自己嫌悪に陥る。人と言い争うことはもちろんであるが、議論するのも苦手である。感情的になって何も言えなくなり、人格を否定されたと感じ、さらにそういう自分は駄目なやつと自己非難したり、そうでなければ言わなくてもよいことを言ったと落ち込む。独身の男性とはほとんど付き合わす、年長の男性のやさしさを求めた。

　大学卒業後、ピアニストとしてレッスンやパーティーでの演奏で生計を立てるようになった。経済的な不安を抱えながらも、三十歳になる頃にはどうにかやっていける目処がついてきたのだが、その矢先、「人前で排泄行為をやっているようで」どうしてもいたたまれないと、演奏者としてのキャリアを断念した。演奏は「自分が表現したくないところで、自分をさらけ出してしまう」ものであり、また患者自身、他人の演奏を聞けば、その奏者の性格や気分が手に取るようにわかるのだと言う。

　その後、主にコンピュータの操作を中心とした仕事に従事した。X－一年十二月（三十三歳）、仕事の内容が、システムからデザインへと変わった。Mは、デザインの仕事をやることで、そこに自分の性格やセンスが出てしまうのではないかと懸念した。X年に入ると、憂鬱で涙が出るようになり、朝調子が悪く、集中力がなく、仕事がたまっていくように感じた。昇給も少なく、自分の評価はこんなものかと思い、また会社にとっても価値の低い人間で、誰からも必要とされていないように思えた。五月に十年飼っていた愛猫が死んでからは、オフィスの窓から飛び降りたり、電車に飛び込んだりするのではないかと不安になり、精神科外来を受診した。

抑うつ気分、抑制、早朝覚醒、日内変動など、明らかな抑うつ状態を呈する一方、普段の活動性は高く、明白な軽躁病相はないものの、時折「調子がよすぎる」「自分はなんてついているのだろう、恵まれている」「無理がきいて、自分が頭が良い気がする」といった気分の高揚を思わせるエピソードが挿間する経過をたどっており、気分障害としては双極スペクトラムに入るものと思われた。カルマゼピン（carbamazepine）を主体に薬物療法を導入し、その後に三環系抗うつ薬を開始し、さらに甲状腺ホルモンを付加することによって、気分変調はほぼコントロール可能な様態となった。

善い治療者と悪い患者

この症例にみられる双極スペクトラムに特徴的な対人過敏性は、抑うつの軽減とともにいくらか緩和されましたが、気分が安定している時期にも如実に認められました。診察場面では、抑うつ的が強い時以外は、にこにこと、いくらかおどけたような笑みを絶やさず、いくぶん自分を卑下したスタンスを取り、治療者もうっかりすると、ついからかいたい気持ちにつり込まれそうになります。たまにではありますが、「おや」と思うようなきつい他人への批判が混入しますが、M自身が気づいているのかいないのかはわかりません。自己評価に過敏で、自分が必要とされているかどうかがもっとも重要な価値であるようです。Mは治療の途中からハムスターを飼うようになりましたが、その動機の一つは、自殺予防であり、「ハムスターは私がいないと死んでしまう」と考えることにより、希死念慮に襲われた時を切り抜けるのだと言います。

ある面接で、Mは母への強い嫌悪感を表明しました。彼女が言及したのは、母が癌に罹患した近所の主婦について「末期癌なのに元気そうね」と吹聴したことであり、食事中に鼻水が出ているのをMが注意したところ、「あー、あんたはちゃんとしているわよねぇ」と言い返されたことなど、一見すると些細なことです。ところでMは、こうした母のふるまいに嫌悪を表わしながら、「自分も思春期の頃から、はっきりものを言う方でした。でも母に言い返されると手も足も出なくなりました。自分が（母と）同じことをやっていていやだなと思うようになりました」と述べ、論理がいささかちぐはぐな印象を与えてしまいました。治療者が、「言われたのはあなたの方ですね」と確認すると、「ええ、普通のことを言ったつもりできついことを言ってしまって、結局、言い返されました」と答えました。実際、患者は母に傷つけられているのですが、母への嫌悪を表明しつつ、いつのまにか立場がすりかわって、「気づかないうちに自分も母と同じようにきついことを言っている」と方向を転じ、自分を責めることに帰着してしまうのです。このように、悪いものが問題となるとき、それが帰属する先は、自分と相手を微妙に揺れ動き、自他の区別が曖昧にさえなるのですが、結局は患者自身に帰せられるのです。

初診から数年後、Mは下肢を骨折し、整形外科病棟に入院して手術を受けました。担当医はえらそうな態度を取ることで、患者間では有名な若い医師でしたが、とりわけMに対しては厳しく、Mはもう若くないから骨の付きが悪いと言ったり、喫煙しているところを見とがめると面罵するようなことがありました。ところが、治療者のもとでこの話をするMは、にこにこと「しょうがない先生ですねぇ」と振りかえり、さして傷ついた素振りをみせることはありませんでした。

他方、Mは病室でほかの患者から何かと話しかけられ、聞く必要のない個人的な愚痴を聞かされたりする羽目になるのですが、こうした際、理不尽な他人の行為を不愉快と感じながら、数日間「へこんだ」と言って、ふさぎこみました。ある面接で、こうした患者の認知を問題にして、自己非難する自動思考への気づきを促し、またどのようにして「今はそっとしておいてほしい」と相手にわかってもらうサインを出すかについて話し合いました。その次の回で、Mはめずらしく「この前は先生に叱られたように感じました」と治療者の顔色をうかがうように述べたのです。

悪なるものをめぐる患者の病理は、このように揺れ動くものです。一見すると、患者は自己を悪いと受け取り、そして抑うつ的になるように思われます。しかし、整形外科医の侮辱に対しては、さしたる反応を示していません。むしろ母がやんちゃなわが子を頼もしく感じているような風情すらあります。それに対し、他人の愚痴を聞かされた際には、それを理不尽と感じつつも、抑うつ的になります。その際、おそらくは一瞬相手を悪いと規定する心の動きが生じるのですが、結局は、相手の世話を焼くことのできない自分を非難し、相手を悪いとする自分を悪いものとして、それを確認するかのように、抑うつ的に反応するのです。そして治療関係においては、患者は治療者にサポートする以上のものを求めてきません。

Mは治療者にとって、良い患者であろうとします。ただ、その際に「良い」とは、治療者を良いとするという意味においてであり、患者自身はむしろ駄目な子、できない子として治療者に優位を与えようとするものです。認知療法的な介入は、自分を悪いと受け取る患者のスタンスを変化させるように求めたものですが、患者はそれに耐えることができず、ゆがんだ認知をもつ自分が、悪いものとして非難されているということに帰着してしまうのです。

Mは、うつ病者における「自己」の問題が如実に認められます。彼女はピアニストとしてほぼ自分を確立しようとした頃、「人前で排泄行為をやっているようでいたたまれなく」、キャリアを断念しました。また、初診の約半年前に、デザインの仕事に配置換えになった際に、「自分の性格やセンスが出てしまうのではないかと懸念」したことが、気分変調に前駆しています。

患者は、自己というものが表現され、出現したとたん、それが承認されるのかどうかという強い不安に出会います。いや、むしろ出会うまでにも至らず、すぐさま降りようとするのです。Mが承認されると感じるのは、自分が他人の世話を焼き、役立つ時にほぼ限られます。その限りにおいて患者は自らを善い者として認めることができるのです。

「よりましな悪」としての〈罪悪感〉の効用

自分が悪であることにより、相手が善となるということ、これが気分障害圏の患者の落ち着く先です。再びスタイナー（Steiner 1993）の用語を使用するなら、「退避する」地点であると言えるでしょう。そこで支配的となる感情は、もちろん罪悪感です。それゆえ、罪悪感とは単に患者がひたすら苦しんでいるものではありません。むしろ、ある種の防衛として機能しているという側面が強いのです。そのことは変化への抵抗が強力であり、精神療法的介入への障壁となることを意味します。ここでうつ病者の固着のポイントとしての〈罪悪感〉について、その「効用」という視点からまとめて論じておきましょう。

善人であること

うつ病者は、無条件に自らを肯定することが困難です。〈罪悪感〉をもつこと、それは自分が良心的人間であることの証左となります。これは善人を装うための常套手段です。うつ病の場合、この悪から善への転化が彼らをどこかで救済しているのです。しばしば自殺への障壁としても機能します。双極スペクトラムの患者、とりわけ若い症例のなかには、こうした悪から善への機制に気づいて、自分の偽善性を責め、より苦しむことの度合いを強める場合があります。

主体として意味があるということ

うつ病の場合、善人となるという〈罪悪感〉の効用は、私が悪（bad）を引き受けているから、他人は善（good）でいられるという形をしばしばとります。彼らの善は、このように屈折しています。このようにして彼らは、平時には「他のためにある」というあり方から得る自己の存在根拠を、〈罪悪感〉のなかでかろうじて獲得するのです。また、〈罪悪感〉とは、悪や罪が帰せられる主体を想定します。「罪悪感の主体」であるかぎりにおいて、同時に悪から善へと密かに転化しつつ、自己はその壊乱から免れることになります。

他者の非難を先取りして、かわすこと

〈罪悪感〉の主体は、「すまない」と言いつつすましていると言えなくもありません。「すまない」が、相手からの非難を先取りして、免れつつ、許してもらうという機制であるのは、日常生活の精神病理でもあります。

すでに述べたように、うつ病者が、「自分は罪深い」「申し訳ない」と繰り返し言うとき、治療者は「そんなことはないですよ」といったたぐいの言葉をかけるでしょう。けれどそのとき、治療者はそのように言わされているように感じるでしょうし、同時に、言っても何も変わらないであろうと直観します。さらには「申し訳ないと言ってはいるが、本当はそんなふうには思ってもみないのではない

か」という気持ちにさえなります。そう感じながらも、それ以外にどのように対応すればよいのかわからないままに、このパターンはなかば空しく反復されつづけるのです。「申し訳ない」-「そんなことはない」は、一つのはまり形です。ここで回避されているのは、まずは他人からの非難や批判ですが、それ以外にも不安をはじめとする生きた感情に突き当たることが避けられています。

ある種の万能感を与える

「私のせいで皆に迷惑をかけている」というようなたぐいの文言は、しばしばうつ病臨床で耳にします。そのとき、「しょってるな」という印象が治療者の脳裏に浮かぶことがあります。患者はしばしば「早く現場にもどならければ」と言い、治療者は「焦らないで療養しましょう」と促します。つい「あなたがいなくとも大丈夫」という言葉がよぎることがあるかもしれませんが、常識をわきまえた治療者なら、彼らの拠り所をなくすような気がして控えるでしょう。

うつ病の〈罪悪感〉には、何かこのような誇大性、万能性が背後に存在しているような印象を与えます。わたしが悪であることによって、みんなが善でいられるという機制は、かようなまでにグロテスクに肥大しうるのです。ただ、みずから作り上げた庇護的空間とそのなかにおける一体感を失った患者にしてみれば、幻想的にせよ、このような密かな万能感にしがみつかざるを得ないのであり、それによって喪失を否認することが可能になるのです。

他人への攻撃でもある

フロイト（Freud 1917）はうつ病者の自己卑下は他者非難であると喝破しました。

「メランコリー患者のさまざまな自責の訴えを根気よく聴いていると、しまいには、この訴えのうちでいちばん強いものは、自分自身にあてはまるのは少なく、患者が愛したか、あるいは愛さねばならぬ他の人に、わずかの修正を加えれば、あてはまるものであるという印象をうけないではいられない。事態をしらべればしらべるほど、この推測は確かなものになる。このように自己非難とは愛する対象に向けられた非難が方向を変えて自分自身の自我に反転したものだと見れば、病像を理解する鍵を手に入れたことになる。……彼らの訴えは告訴なのです。彼らが自分について言っている軽蔑の言葉は、根本的には他人について言っているのだから、彼らはそれを恥じたり、かくしたりはしないわけである」

（井村恒郎訳　一九七〇）

フロイトは自己愛という機制から、うつ病者はみずからが取りこんだ他者を、みずからが抑うつに沈み込むことによって、攻撃するのであるとしました。その理論の是非はともかく、〈罪悪感〉は恨みを内包しています。いずれ要求の病理が露呈するとき、〈罪悪感〉には他者への攻撃が潜在されていたことが明らかになります。

健常時のパターンでもある

顕在的なものではないとはいえ、〈罪悪感〉はうつ病者の健常時にもその通奏低音をなす心性です。それはある種の不全感という形をとり、彼らを労作志向的な生活のパターンへと誘います。あるいは彼らの勤勉さは、自己処罰の一種であるというメタサイコロジカルな解釈もなされましょう。あるべき姿からの遅れが罪悪感を与え、一定の離隔のもとに理想を追い求めるという上昇志向がそれを埋め合わせるというパターンが、彼らの病前における適応のパターンをなしているのです。

Ⅳ 〈罪悪感〉の彼岸――「要求の病理」

うつ病者の〈罪悪感〉には効用があり、どこか救いがあります。それゆえ、変化に強い抵抗を示すのです。それならば〈罪悪感〉は何に対する防衛となっているのでしょうか。このように考えるとき、われわれはうつ病の根底にある深い病理性を垣間見る一歩を踏み出すことになります。それはまた、治療に立ちはだかる困難な病態を現出せしめることでもあります。

〈罪悪感〉の彼岸の代表的なものを挙げるなら、一つは「要求の病理」であり、今ひとつは「ニヒリズム」です。これらは気分障害の病理の根底にあり、遷延例などでしばしば出会われるものです。「ニヒリズム」については、不信と虚無をめぐってすでに触れたところでもあり、ここでは「要求の病理」について論じることとします。

□症例P

初診時三十七歳　女性

厳格な銀行員の父と温和な母の間に二人同胞長女として育つ。寂しがり屋で、家には両親のどちらかがかならずいた、と回想している。父にはしばしば大声で怒鳴られることがあり、帰宅すると子どもたちは二階に難を逃れたという。高校卒業後、短大に進学し、その後銀行に勤務する。二十四歳時、長く交際していた現夫と結婚。ほぼ四年おきに三人の男児を出産した。性格的は几帳面で、完全主義、悲観的、控えめで、育児や家事に熱心である一方、無趣味である。

X−一年（三十六歳）の暮れ頃に、積もりに積もったものを爆発させるかのように、夫への不満（仕事で帰宅が遅い、患者をサポートしてくれないなど）を訴え、離婚問題まで言及されるようになった。X年三月、思考抑制もみられ、明白な抑うつ状態を呈するようになり、六月に精神科を初診した（三十七歳）。まもなく「寝てばかりいるのを見るといやになる」と夫に言われ、リストカットを行ったが、当時の外来医にはどことなく演技的な印象を与えた。あるいは、「ウィスキーを飲んで不満を言ったらすっきりした」とさばさばとした表情を見せることもあった。たしかに夫は患者の病状に理解が乏しく、本人が自殺念慮を口にしても、「そんなことをすると子どもの面倒をみる人がいなくなる。ずっと頼ってきたので困る」というようないささか思いやりのない言葉をあっさり口にした。抑うつは一カ月ほどで軽快する傾向をみせたが、その時点で治療はいささか唐突に終結されている。

だが、完全に回復するにはいたらず、X＋一年三月より通院が再開された。その後、軽度の抑うつや不全感、気分の不安定などが消長をみせる経過をとり、二年後のX＋三年六月（四十歳）、本人の希望に応じる形で入院に至った。

入院後、夫が語ったところによると、元来控えめな性格であったが、短大を卒業して就労していたときには、自分から職場の人間関係のなかに飛び込んでいこうとして、かえっておせっかいとなり、ときには面倒な事態になることもあった。また、外来通院で服薬するようになってから、感情の起伏が一層激しくなり、沈み込んだり、話がころころ変わったり、あるいは子どもを人前で公然と傷つけるような発言をするエピソードがみられるようになった。

本人が後に語ったところによると、六年前（X－三年）頃、一番下の子どもが保育園に行くようになり、一人で家にいる時間ができるようになり、不安になった。何かパートでもやりたいと思ったが、その頃から具合がよくない。また通院を始めてから、頭が冴えて、二日くらい寝なくとも平気で、たくさん買い物をするようなエピソードが年に数回みられるようになったという。

入院当日、Pはベッドのマットレスをもっと硬いものに替えるように要求し、また看護師にいくつかの物品を購入させに行かせた。夫への不満、たとえば舅や小姑との間に入ってくれないこと、家事を手伝ってくれないこと、勤務で帰りが遅くなることなど、病気への理解がないことを立て続けに訴えつづけた。

一週間ほど経過すると、化粧がにわかに濃くなって媚態を示し、多弁でなれなれしく異性に接近するようになり、治療スタッフに対しては聞き分けのない子どものように要求し、注意を促されると攻撃的になるなど、明らかに軽躁状態を呈した。知的障害の若い男性患者にかかわり、自分の体を触らせるという事態が起きると、病棟が混乱した。即座に抗うつ薬が中断され、気分安定薬を中心とした処方に切り替えられた。

Pは一方で疲れた不快な表情をみせ、ある夜、洗濯バサミの針金を使ってリストカットを行なった。「保護室に入れてほしい」と神妙に語ったかと思えば、一転して攻撃的となり、ちょっとしたスタッフ間の齟齬を見咎めて、「申し送りがちゃんとやれていない」と非難した。リストカットを再びしないよう約束をすることを求められると、行動化の原因が、自分が体を触らせた知的障害の患者が不穏であることにあるとし、その患者を病棟スタッフが管理できていない以上は約束できないと拒否した。Pにしてみれば、自分は（きちんと管理していないスタッフになりかわって）その患者の世話をしたのだという論理であった。夫については、「自分がこんな状態で迷惑かけるから離婚したい」と涙ぐむが、すぐさま「夫のせいで病気になった」と非難し、さらに昂じて、やみくもにすべてが夫のせいであるような物言いとなった。

Pにはヘルニアの手術以来、イレウスを起こしやすい傾向があり、便通にさかんにこだわった。その心配は分からないでもないが、薬物による便秘の副作用への不安を訴え、再三の内科医の診察や検査を施行して保証を与えても納得せず、執拗にくいさがり、スタッフをうんざりさせた。

入院二週間後には、複数の男性患者と腕を組んだり肩にもたれかかったりする光景が見られるようになった。髪を染め、シャツと短いパンツの挑発的な服装をし、派手なマニキュアが目に付いた。性的な話をさかんにもちかけ、刺青シールを購入して、男性患者に貼ってもらおうとしたり、ソファーなどに肢体を投げ出し、だらしのない姿態を臆面もなくさらけ出す姿がみられた。

こうした行動の管理が困難になり、男性患者の臀部を触る行為までみられるようになったため、入院一カ月後から約三週間、保護室管理を余儀なくされた。気分はむしろ不快がめだち、薬物のためもあってか表情は沈み込み、転導性はまったく認められなかった。希死念慮は否定せず、涙ぐんだ。他方で、やはり要求は執拗であり、とりわけ喫煙に関しては決して譲ろうとせず、こうしたことへの対応のため、若い主治医は休日も返上して登院せざるをえなかった。

その後も、病棟内でのトラブルは続いた。たとえば、外出ができない患者が好物のポテトフライを食べられないことに同情し、病棟生活の約束事に違反すると知りつつ、他の外出する患者にポテトフライを買ってくるよう依頼し、P自身が与えるというような行動が頻発した。ほかの患者に相談を持ちかけ、あるいは持ちかけられ、そこで余計な一言やおせっかいをはさむことから問題が大きくなり、スタッフから注意をされるというパターンが続いた。主治医から注意をされると、「先生の手を握らせてくれたら、他の人へのおせっかいはやめます」などと応じた。また、自分のほしい物品がないと、執拗にそれを求め、なんとしても得ようとし、看護師にはまるで子どものようであると評価された。この頃、面会に訪れた両親は、自分たちの面前でいままで煙草を吸ったことのなかったPが喫煙する姿を見て、驚き、嘆いた。

入院二カ月後頃から、特定の男性患者Qへの接近がみられた。Qは、同様に双極性障害にて入院加療中であった。親孝行で勤勉な好青年であり、当初は療養に専念していた。だが、Qが示したほんのわずかな躁性の病理に、主治医が過剰に反応し、腰がひけた対応をしたことによって、Qは次第に醒めた、そしていくぶんバカにしたような視線を治療に投げかけるようになった。当時は陰でほかの患者の治療内容や治療スタッフの批判を行なうようになっていた。

その頃からPは、担当の看護師がほかのある看護師のように隣に座って話を聞いてくれないなどと、その対応に不満を表わし、担当の交代を要求したり、またスタッフ間のちょっとした見解の相違を取り上げては、執拗に攻撃した。とくに病状が悪い患者に対して、「自分は保護室に入れられたのにどうしてあの患者は入れないのか」と病棟管理を批判し、注意を受けると、ほかの患者の問題を取り上げ、「なぜ私だけが注意されるのか」と反発を示した。何人かの患者と共同して、ある患者をスケープゴートのように扱い、転院させるよう要求するなど、エスカレートした。また、ほかの患者や看護師との話のなかで、若い主治医を「〇〇ちゃん」と呼ぶようなこともみられた。

病棟でQと一緒にいる姿が一層目立つようになり、物陰で首から腕を回して抱きついたり、外出して腕を組んで歩いている姿を見咎められたりした。PはQのことを「話を聞いてくれ、理解してくれる。やさしく包んでくれ、支えてくれる」などと主治医の前であからさまに理想化した。そして「私は夫しか知らなかった。夫と知り合う前に出会いたかった。そうすればこんな病気にはならなかった」と述べた。ただそう言いつつも、ほかの男性患者のベッドにもぐりこむような行為も同時に認められた。

夫への感情には、「迷惑をかけている」「申し訳ない」といった側面はまったく見られなくなり、一方的に攻撃的となった。外泊を繰り返したが、そのたびにいさかいが絶えなかった。入院四カ月後頃に、退院後の環境調整がなされた。治療者は家事の負担の調整や、家族の疾病への理解を取り上げたが、患者は夫との別居を要求した。

ある外泊の際に、夫はあっさりと自分が出て行くとPに告げた。Pはそのあとしばらく抑うつ的となった。だが、夫が、仕事を終えたら家に着替えに立ち寄って、その後アパートに帰って休むという生活を示唆したところ、「それでは完全に別居とはいえない」「私を退院させるための一時的なもの」と息巻いた。

入院六カ月目、夜間、男性患者と男子トイレに入っているところを見とがめられ、これ以上の治療は限界と判断され、強制的に退院となった。

悪性の退行

本症例は、三十七歳で発症し、約十年後の現在もいまだ寛解に至っていない双極性気分障害の事例です。就労していた二十歳から二十四歳までと、一番下の子どもが保育園に通い始め、家に一人でいる機会の増えた三十四歳以降には、サブクリニカル（subclinical）な気分変調を思わせる不安定性が見られましたが、概して病前の適応はよいといえるでしょう。元来の性格は、几帳面・完全主義・控えめなど、メランコリー型性格に親和性のある特徴が認められます。三十七歳の初診以降、服薬とともに、気分の不安定性が顕著となり、軽躁エピソードも挿間されるようになりました。また、入院中の状態には混合病相が関与しているものと考えられます。軽躁状態が薬物誘発性のものである可能性はありますが、臨床的にいわゆる双極スペクトラムに属すると考えて問題ないでしょう。

本症例では、とりわけ入院中、顕著な「要求の病理」が認められました。実際、まず目立つのは過剰な要求ですが、それは過剰なおせっかいと対になっていることに気づくべきでしょう。患者は単に要求だけをしているのではありません。このことを理解するためには、すでに指摘した、「反対給付なしにはいられない」気分障害者の基本的心性を思い起こすべきででしょう。彼らは対象への尽力的配慮をしつつ、ひそかに愛情や庇護という反対給付を受け取っています。その際、彼らはこの構造力動にまったく気づいていません。それは選択的非注意（selective inattention）とでもいうべき様態にあります。もちろん、このギヴ・アンド・テイクのつながりが機能している間は問題ありません。しかし、いったん失調すると、グロテスクな様相を呈するようになります。

「反対給付なしにはいられない」彼らは、実は本当の意味での気遣いや親切がいかなるものであるかを知りません。それゆえ、慣れ親しんだ枠のないところで、いざ他人に何かをしようとすると、それはたいていの場合、「おせっかい」になります。ポテトフライの一件はその一例です。もっとも彼らも、それがおせっかいであることは、反対給付が得られぬことや、スタッフに受け入れられないことで、それと認めることは可能です。ある種の人の良さやが感じられたり、自罰的になることもあります。だが患者にしてみれば、心外この上ないというのが実際のところでしょう。

Pは入院中、夫をさかんに非難しましたが、あらたまった場面でもっともよく言及したのは、「一生懸命食事をつくっても、美味しいとも何とも言ってくれない」という張り合いのなさでした。退行した要求や攻撃が噴出するなかで、何か不釣合いな言表に思われたのですが、そこには一縷の真理が含まれているようにも思われます。どちらかというとスキゾイドである夫は、ある意味ではPに依存しきっているのですが、自殺念慮を口にしたPへの応答（「そんなことをすると子どもの面倒をみる人がいなくなる。ずっと頼ってきたので困る」）が物語るように、気分障害親和者にはなんとも張り合いのない頼り方であり、この反対給付を与えない夫の存在は、Ｐの発病状況を構成する一つの要因と考えられるでしょう。

要求の病理の中核を構成するのは、「自分がこれだけやっているのだから、やってもらって当たり前」という心性です。しかもそのことに気づかないことです。彼らは自分が過剰な要求をしているとは思いもよりません。やはりはなはだ心外なことなのです。アブラハムが想定したように、彼らは愛が満たされることをどこかで断念したのであり、おのれの要求など受け入れられっこないと心底確信しているのです。他者は自分が善であるかぎりにおいて、私を受け入れてくれたのです。

それゆえ、彼らが投げかけているのは、そもそもが受け入れられないはずのものです。Ｐのイレウスの心配にもみられるように、しばしば身体的愁訴がそのために利用されます。そこには依存と攻撃の隠微な混交、すなわち「恨み」が忍び込まされています。

彼らは端《はな》から受け入れられないものを要求します。それを示すのは、Ｐの別居要求のエピソードです。Ｐの予期に反して、夫はあっさりと別居を受け入れました。Ｐはどこかで受け入れるはずはないと、高をくっていたのでしょう。夫が受諾したとたん、彼女は抑うつ状態に陥りました。そして、夫が衣服を着替えに立ち寄るといった途端、あたかもこれ幸いといったように、「それでは別居と言えない」と難癖をつけ、治療者や夫の尽力を台無しにして、混乱した状況を招き寄せることになったのです。つまり、患者は拒絶されることを前提として要求します。あたかも拒絶されることを確認するかのようでさえあります。

「要求の病理」において、治療者の誠実は、湯水のように浪費されます。かつてアリエッティが提唱した“demanding depression”あるいは“clinging depression”と呼ばれる症例においては（Arieti 1974）、たとえば治療者の事情をまったく無視して時間を使い、際限なく繰り返し保証を求め、うんざりさせるようなことになります。しかし、そのとき治療者は陰性感情をともすれば押さえ込むことになります。Pの場合、治療者はいわば善の位置に縛り付けられたかのように感じます。〈罪悪感〉の場合も同様の構図が出現したのをみましたが、「要求の病理」では、それは悪性の退行の水準に至ります。

治療者は、患者の要求に対し、正しい発言をし、正しい行動をするよう迫られます。ちょっと気色ばむことですら、悪の側面を見せることのように感じられます。わずかな齟齬でさえ、それに対する患者からの批判は、はなはだこたえます。善人に祭り上げられるとともに、すべてにおいて責任があるかのような気持ちに追い込まれます。

もっとも分かりやすいのは、「自殺の脅し」です。治療者が善の立場を放棄し、見捨てたりすることがあろうものなら、患者は自殺に追い込まれるかもしれません。そうなれば、それは見捨てた治療者の責任です。自殺にかぎらず、治療者はあらゆることに責任をもたねばなりません。ギャバード（Gabbard 1994）はこの点について「自殺企図患者との治療では、治療者は患者が当然負うべき自分が生きていくという責任を背負い込まされてしまい、患者の要求を過剰に満たしてしまう危険性がある」と述べています。そして患者は責任から免れ、はなはだ厄介な事態が招来されます。

こうした一連の治療関係を理解するための重要なポイントは、治療者に帰せられる善の性格が、ともすれば変容することです。すなわち「正しい」から「善い」へと、治療者はいつのまにか祭り上げられます。度重なる要求に屈しないこと、これは「正しい」態度ですが、そこにはある種の「暴力性」が含まれます。というのも、治療者は患者の理不尽な要求や行動を、突っぱね、拒否し、裁くのであり、ときとして行動を制限し、注射をし、さらには隔離するということにもなりかねないからです。

患者はこの正しさのなかに含まれる暴虐性を批判し告発するでしょう。善人に祭り上げようとする患者の無意識的操作のなかで、治療者はいわれもない罪悪感を担わされることになります。しかし、この関係を免れるのは容易ではありません。冷酷なる正義を貫き通すならば、それは患者を決定的に追い詰めるものとなるでしょう。関心を引き上げてしまうことも同様です。かといって要求が実現してしまうと、収拾がつかない事態が招来され、患者はかえって戸惑うことはすでにみました。

ジェイコブソン（Jacobson 1971）は気分障害者の自己愛的対象関係について次のように述べています。「感情障害患者は、治療者が示す暖かさや共感では、対象喪失の恐れをぬぐい去ることができないのである。感情障害患者は対象イメージが完全に壊れてしまうのを恐れて、患者は一段階深い退行を起こしてしまう。見捨てられた子どもは対象を失うことよりも、攻撃的な、強力な愛の対象を好むことがわかってくる。これと並行して、いまや患者は、愛してくれることなく迫害的でサディスティックに迫ってくる万能的対象の、せめて元気をつけてくれるイメージの部分にしがみつこうとする」と言っています。

また土居（一九六六）はガントリップ（Gantrip 1962）の論をパラフレーズしつつ、「人間は弱さや恐怖を感じるよりも、むしろ、自分は悪いんだが強いんだと感じるほうを好むものだ」と明快に論じています。愛着の対象から見捨てられたというメタ・サイコロジカルな傷をもつ彼らにとって、やさしく愛されて捨てられるよりも、みずから無理難題を投げかけて拒絶されることの方がはるかにしのぎやすいことなのでしょう。そしてたとえ拒絶されるにせよ、強い感情を向けられることに、ある種の救いを求めているのかもしれません。

結局、Ｐの「要求の病理」は、治療者の善意を湯水のように浪費する関係を抜け出すことなく続けられたのですが、最終的には強制退院という形で収束せざるをえませんでした。

自己確立の脆弱性

さて、こうした「要求の病理」を軽躁病相や混合状態という病態によるもの（state-dependent）であるとしてすますことも可能ではあります。ただ、ここには気分障害者の自己をめぐるある種の真実が含まれているように思われます。

Ｐの病前適応は一見してよさそうにみえます。短大を卒業し、四年間勤務をしたあと結婚、三児をもうけました。三十代半ばまで大きな破綻はみられません。しかし、独身ＯＬ時代、「自分から職場の人間関係のなかに飛び込んでいこうとして、かえっておせっかいとなり、ときにはトラブルにいたることもあった」ということが示しているように、他者への尽力的配慮が庇護という反対給付を獲得するという、メランコリー型の安定した適応様式が、Ｐの場合には十分確立されていたとは言えないでしょう。また、スキゾイドの夫との関係は病相期のさなかに述べられた「一生懸命食事をつくっても、おいしいともなんとも言ってくれない」という言葉が示すように、庇護や感謝や満足といった反対給付を与えることのない張り合いのないものでした。

Ｐの気分変調は、一番下の子どもが保育園に行き始めた頃です。Ｐは、「子育てからようやく解放されたので、パートにでも行きたい」と言っていたのですが、実際は不安と寂寥に襲われ始めます。このようにみると、Ｐは社会人としても、妻としても、母としても、確固たる自己を確立することがなかったと言えるでしょう。

未熟性を特徴とする気分障害の類型は、笠原-木村分類（笠原・木村 一九七五）の第III型「葛藤反応型」、広瀬（一九七七）の「逃避型抑うつ」、宮本（一九七八）、阿部ら（一九九五）の「未熟型うつ病」など、メランコリー型に対置される形で提唱されてきました。ただ、気分障害親和者は、他者からの反対給付を不可欠のものとするかぎり、その自己確立はあまねくある種の脆弱性あるいは未熟性をはらまざるをえないと言うべきでしょう。

Ｐの場合は、入院が「要求の病理」を噴出させる大きな契機となっています。病歴を振り返ってみると、その入院は確たる理由があるようには思われず、Pの無意識的な操作に乗っかってしまったものである可能性は否定できません。Pにとって入院は、疾病の治療のための庇護的空間にはならず、むしろ日常生活の枠を解き放たれ、自分本位の要求が満たされるという甘い期待を与えるものでした。当時Pは「私には母、妻である前に、女という問題があるのです」と語りました。治療の場はPの自己を再確立するよう促すものではなく、要求の病理の蓋を開け、放埓な異性関係を誘発するものでした。入院が一時の避難所に過ぎないという現実は無視され、それどころか「女」として自己確立をするという未熟な幻想を与えるものであったのかもしれません。

双極スペクトラムがいったん士気低下（demoralization）の道を歩み始めると、それは急速であり、しばしば不可逆なものとなります。ただPの場合、退院後数年たった現在まで、まがりなりにも母のサポートのもとに子育てと家事を続け、主治医のもとに通院を続けています。入院中、Pは「先生（主治医）には偉い医者になってもらいたい。だから私もがんばらなければ」と半ば冗談めかして述べていました。もし士気低下に歯止めがかかっているとするなら、それは主治医の飽くなき誠意に加えて、患者のこうした言葉に込められた思いであるとするのは、あながちうがった見方ではないでしょう。

V　おわりに

さて、冒頭の問いに戻りましょう。はたしてうつ病に精神療法が可能でしょうか。その前には自己愛の強大な壁が立ちはだかっています。対人的な相互性に欠け、えてしてひとりよがりであり、人の意を汲みません。罪悪感ですら、ひとりよがりです。場合によっては独善的、支配的にさえなります。精神的なもの、とくに自分の内面についての気づきが悪いのです。そこにあることにすら、気づこうとしません。

そして生の感情を封殺しています。目の前の個人に相対するのではなく、一般的な対応に終始します。死せる父に向かって語っているかのようです。そしてそもそも基本的信頼に乏しいのかもしれません。

さらに罪悪感という強力な退避、ないし固着のポイントが立ちはだかります。そしていったん蓋を開けてしまうと、とめどもない要求の病理が噴出して、収拾がつかなくなります。

このように縷々論じてきました。しかし、多少、誇張した開示の仕方だったかもしれません。これはあくまで精神療法という特定のかかわりからみた一面にすぎないのです。

うつ病の精神療法の歴史は、断念の歴史であると述べました。この断念は、患者の側の断念でもあります。彼らはどこかでなにかを断念してきたのでしょう。一方では、それは根本的な絶望の淵へと口を開けています。そこにはもはや取り返しのつかない何かがあるのかもしれません。

だが、他方、断念は彼らのある種の知恵であり、賢さでもあります。喪失の痛みに耐えつつ、自己限定をし、節度ある生を営んできたのです。この両義性のもつ壮烈さに気づくことなく、軽々に精神療法的な観点から、彼らの心的世界をそれとなく低格なものとする傲岸は、戒めなければならないでしょう。同時に、そのためにも、彼らの自己愛の向こう側におけるメタサイコロジーに思いをいたさなければならないのです。

第6章 うつ病の深層
――若年事例の病理を理解するために

前章では、うつ病の精神療法の可能性をめぐって、おもに力動的な視点から検討しました。うつ病は根強い精神療法抵抗性をもち、その抵抗の中核を構成するのは、幻想的な一体化という自己愛、そしてその裏面にある断念・幻滅という病理でした。

この抵抗は、抑圧ともまた異なるものであり、その向こう側の病理は、厚い壁に隔てられ、その姿を目にすることは稀でした。現れるとすれば、遷延した症例の示す屈折した依存や敵意のなかなどであり、せいぜい周縁的な事象に留まりました。さもなくば、自殺という最悪の事態のなかに突如として到来し、われわれを震撼ならしめました。

しかし、これまでも折にふれて指摘してきたように、若年事例では、かつてと様相が異なるようです。彼らは、自分に対しても、また他人に対しても、気づきがよく、変化への可能性をもち、感情表出も豊かです。精神力動も「かのごとき了解」のようなものではなく、生き生きと伝わってきます。

そして精神療法への適応があり、また必要ともしているようです。もちろんそれは容易なことではありません。しかし、かつての中年期の症例の場合とはまた別の難しさのようです。

中年期の症例の場合、彼らがそれまで築き上げてきたものを大切にして、保存的に治療するのが常道でした。その妥当性は高い回復率によって裏付けられ、精神療法は補足的なものに留め置かれました。しかし若い事例には、中年期の人たちがもつ「資産」がありません。概して不安定です。また、青年期心性は彼らを後ろから押して、帰還すべき場を見失わせます。しばしば彼らは疾病の治療と同時に、大人になるという課題を背負い込むことになります。

もちろん大人になることを自明の前提とする必要はありませんが、少なくとも彼らが社会とどう折り合いをつけるのかについては、治療者も避けては通れません。

この最終章では、若い人たちの治療過程を通して、うつ病のメタサイコロジーへのさらに踏み込んだ考察を試みましょう。

1　発達史の頓挫

メランコリー型の発達史

メタサイコロジーを論じるにあたって、まず発達史的な観点を導入しましょう。われわれがここで対象とするのは若い事例なのですが、かつてのメランコリー親和型性格に関する知見が準拠点として役立ちます。その際、もっとも参考になるのは、これまでもたびたび参照した飯田（一九七八）の見解です。その発達史を筆者なりにまとめると、次に示すように、六つの段階からなります。

第1段階：依存欲求の強い個体とその依存の挫折が置かれる。これは飯田によると、生物学的基底であるが、「幻滅」というメタサイコロジカルな次元に読み替えが可能である。これはアブラハム（Abraham K）以来、原初に想定されてきたことである。

第2段階：幻想的な一体化願望（土居 一九六六）が形成される。これは気分障害の自己愛的な対象関係の原型であり、この第二段階以降は臨床的に観察可能な所見となる。

第3段階：強迫的防衛が発動する。メランコリー型の基本となる機制である。メランコリー型に限らず、強迫はうつ病と関連する性格として、洋の東西を問わず、かなり普遍的に見出されるものではある。ここで個体はいつ来るともわからぬ依存対象を待つのではなく、自ら対象に働きかける。そして受動から能動へと転じる。

第4段階：権威が内面化される。青年期において、社会という他者と出会う時点である。この内面化はスムースなものとは限らない。飯田は一過性の不良化や神経症症状の出現をメランコリー型の発達史に認めている。

第5段階：いったん社会化されると、主体は権威からの期待に応えるべく、勤勉の論理が発動される。強迫機制が性格防衛として発展する起点である。

第6段階：一定の社会的な成功を収め、周囲からの評価を得て、権威への依存が達成される。

この発達史は、いったん第4段階を過ぎると、性格防衛の形成にともない、比較的平坦な過程をたどります。そして最終段階になると権威へのひそかな依存が達成され、原初に想定された依存欲求の挫折が代償され、歴史の環が閉じられることになります。ただし、この権威へのひそかな依存が破綻するとき、うつ病発症へと傾斜するリスキィな状況が形成されます。いったん閉じたかにみえた環が、再びほころびることになります。

このメランコリー型の発達史を起点としてみると、若い事例の病理がいくらか整理されるのではないでしょうか。単純に考えれば、両者の差異は、第4段階を通過できるか否かにあります。

この第4段階は、権威を内面化する時期であり、社会的同一化を果たすことが求められます。メランコリー型では、役割自己への過剰な同一化がなされ、それが性格防衛の原基となります。この同一化は、もちろん青年の方から能動的に行うものですが、それだけでは達成できません。社会の側からの呼びかけがあり、彼らに大人になるように、強く促すのです。

論をいくらか先取りして、大きな見取り図を示しますと、昨今、この社会のもっていた力が衰弱している兆候があります。自立への圧力はかつてほど強いものではなくなりました。そのことは、一方では青年期にゆとりを与えるものですが、他方では、とくにうつ病親和性をもつ個体にとって、彼らが原初に抱え込んだ欲求の挫折を、幻想的な一体感によって代償することを困難にしているのです。

権威の内面化は、すでに指摘したように、メランコリー型でもそれほど容易なことではありませんでした。しかしこの難所を越すために、大きな力が社会の側から働いていたのです。主体はここで何かを失います。しかしそれと引き換えに、社会の側から、生きる意味と方向性を獲得するのです。

こうした社会の力が衰弱した現在、うつ病は自己の確立をめぐる病いに変貌しつつあります。彼らの病理は、かつてのうつ病者より、はるかにメタサイコロジーの次元に近いところで展開されるのです。

メランコリー型の発症のときにも、いったん閉じた環がほころびるといいました。メタサイコロジカルな病理に触れる可能性はあります。しかし実際には、こうした次元が開示されることは滅多にありませんでした。それに対して、若い事例の場合には、自己愛、依存、さらには幻滅といった病理が前景に突出することがありうるのです。

こうしてかつてのメランコリー型が乗り越えた地点で、若いうつ病親和者はつまずくのです。

罪悪感の引き受け

□症例R

初診時三十歳　女性

父方叔母にうつ病の既往がある。高卒後、社員寮に住みながら小さな商会に勤めた。二十二歳で結婚し、出産を機に退職、現在まで二児をもうける。

三十歳時、抑制の強い抑うつ状態に陥り、家事や育児ができなくなり受診、入院にいたった。経過は比較的順調だったが、回復期にさしかかり、外泊が導入される頃から不安定となった。面接では、かつて父に不貞を働いた母への強い嫌悪が表出された。また、高校の同級生の男性に、頻繁にメールや電話で連絡をとり、外出して一緒にお茶を飲んだりするようになった。しかし回を重ね、親密になりかけたところで、男性は患者に自重を求め、関係は途絶えた。

その後、にわかに焦燥感が出現し、スタッフに攻撃的となった。そして左前腕にカッターで×字型のリストカットを二度行った。治療者は抗うつ薬を中断し、気分安定薬を増量、そして面接を重ねた。ある時期から患者はふんぎりがついたように落ち着きを取り戻し、入院から四か月後に退院した。

この症例はいわゆる内因性の抑うつ病相を呈し、薬物への反応もよく、順調な経過をたどりました。その後、第2章でみたように、回復期にさしかかると、この時期特有の不安定性がみられましたが、問題は、それが一過性の変動で治まらず、メタサイコロジカルな次元への扉を開けてしまうようなものだったということです。

それが端的に示されているのが、不貞を働いた母への言及です。ここには危険な兆候が嗅ぎ取られます。この時期のこうした発言は、心理的な水準にとどまらず、深い幻滅へと突き抜けていくような力価をはらんでいます。「おまえの最も大切な対象は汚れていたのだ」と彼女は呼びかけられているのです。

Rは結婚し、そして二人の子どもをもうけています。しかし妻として、そして母としての役割同一性を十分に達成していないのかもしれません。少なくともしっかりと内面化されてはいないのでしょう。そのことは、入院中の小さなアヴァンチュールが物語っています。

もちろんこのエピソードには、入院という箍《たが》がはずれやすい状況が関与しています。前章の症例Pでみられたように、入院が治療の枠組みとなるどころか、非日常的な願望充足の舞台とさえなることがあります。あるいは、発症によって葛藤が顕在化した可能性も考慮してしかるべきでしょう。さらには回復期の不安定性が重畳しています。

しかしかつての中年期の主婦には、こうしたエピソードは、少なくとも表立ってはみられませんでした。多くの事例が、家庭という場に、急ぐように、そして申し訳なさそうに、帰っていきました。

Rのアヴァンチュールが起きたのは回復期のことですが、同時に、外泊を始めた頃であることにも注目すべきでしょう。つまり、戻るべき現実が見えてきた時期に相当しているのです。こうしてみるとき、Rは発達史の第四段階の社会化という関門を、しっかりとはくぐりぬけていないように思われます。

驚くべきことに、Rのアヴァンチュールは、不貞を働いた母の行為を反復するものとなっています。つまりは母への同一化であり、母を自らのうちに取り込んでいるのです。

そしてそのうえで、彼女は自傷しました。取り込んだ母を攻撃したのです。ここにフロイトが『悲哀とメランコリー』（Freud 1917）において示した力動が上演されていることを読み取ることは、そう困難なことではないでしょう。すでに前章で論じたところですので、繰り返しませんが、みずからを傷つけることによって、愛すべき対象を道連れにするのです。

ただし忘れてならないのは、多くの場合、自傷は多義的な意味をもっているということです。経過を振り返ってみると、Rの自傷行為は、彼女が最終的に回復期の不安定性から抜け出す機転にもなっているようにみえます。つまり、主体として再生する契機でもあったのです。

×字の切創は、取り込んだ母への攻撃であると同時に、やはり自傷である以上、自分に向けられたものであることを示しています。つまりは自罰です。ただしそれは単に破壊的なものではありません。悪いのは自分であると罰することは、罪を引き受けるということです。

この罪悪感は、もはや前章でみたような退避する地点としての、あるいは防衛としての〈罪悪感〉では、ありません。根源的な罪へと、そして死の欲動へと突き抜ける地点と踵を接しています。この地点をくぐりぬけられるか否かが、主体としての再生の分水嶺になっています。

「罪悪感の引き受け」などというと、ニーチェの哄笑が聞こえてきそうです。しかし、それはやはり近代的な主体であるための条件なのです。責任主体であるためには、最低限の罪悪感が必要であり、それは大人になるための条件なのです。彼女の自傷は、「ここに主体としての自分がいる」ということを刻印するイニシエーションでもあったのです。

また、×の形であったことは、何かを象徴してはいないでしょうか。ある解離性ヒステリーの婦人は、治療が転機に差し掛かった折、両親の家に帰ろうとして、やっとたどり着いてみると、玄関に×字型に木材が打ち付けてあって入れなかった、という夢を報告しました（昔の日本家屋では、台風が近づくと、それに備えてこうした補強をしたようです）。これは原光景を連想させるものでした。

Rの場合、×字は自らのメタサイコロジカルな問題を、封印するという意味をもっていたのではないでしょうか。つまり不貞を働いた母という、メタサイコロジーへの入り口にあるトラウマを、身体の傷によって封印したのです。

このようにRの自傷は多義的な意味をもっています。まさにクリティカル＝臨界的な出来事でした。

第2章で示したように、臨界性は回復期の特徴です。その場合、あらかじめ一つの事象がどういう方向に動くのか、あるいはどういう意味をもつのかは決まっていません。さまざまな方向への動きの可能性がはらまれています。結果的には、自傷が治癒機転となったようにみえますが、そこにはさまざまなパラメータが関与しています。とりわけ周囲からの意味づけは重要です。もし、彼女の自傷が、単に逸脱的行動としてとらえられ、あるいはパーソナリティ障害として、医療スタッフのネガティヴな反応しか引き起こさなかったとしたら、回復は容易なことではなかったかもしれません。

うつ病からの回復過程において、Rは自傷を通して、（再）主体化しました。妻であり母である生活へと回帰したのです。言い換えれば、大人になったわけです。ただこうした課題は、メランコリー型の発達史では、ひそかにくぐりぬけてられていたことだったのです。

II　自立の病としてのうつ病

こうしてみるように、昨今の気分障害の臨床では、疾病の治療に加えて、しばしば人格の成長という課題も負わざるをえないことがあります。次に示すのは、Rよりももう少し若い世代の事例です。

□症例S

初診時二十八歳　女性

下町で十数代続く店舗を営む裕福な家庭に、三人娘の次女として出生した。父は威厳のある家父長的な存在であり、母は喜怒哀楽のはっきりした人物である。

目立った反抗期はなく、姉とは対照的に親の言うことを良く聞く子どもであった。のちに振り返って、家族のムードメーカー的な役割を担っていたと自負している。小学校では成績優秀で、男子に混じって遊ぶ、明るく活発な子であった。名門中学に進学、高校からは軟式テニス部に所属し、大学では主将をつとめた。人望のある一方、大会期間中に不眠や食欲不振に悩まされるといった一面があった。

かねてよりアナウンサーになろうと、学業とクラブ活動のかたわら、専門学校にも通っていたが、父に「ホステスのような仕事をさせるわけにはいかぬ」と強く反対されて断念し、縁故にて大手企業に入社した。勤務態度は真面目で成績も良く、上司や同僚からも評価されていた。しかし、友人がテレビ局に採用されたことを聞いて羨ましく思い、後悔の念にかられ、仕事にやりがいを感じることができなかった。

就職して四年目、旅行先でハンググライダーを体験し、以後夢中になった。免許を習得したいという気持ちが膨らみ、さらには、インストラクターになろうと決意した。家族に話したところ、父は、安月給で社会的身分が低いと馬鹿にしたような口ぶりであり、「そんなことをするために大学まで行かせたわけではない」と激昂した。母の方は、今の仕事を続け、ハンググライダーは趣味でやるよう諭した。しかし、X-2年、Sはこうした両親の反対を押し切って退職し、クラブハウスに就職した。

仕事はSが思っていた以上にハードであった。休日はほとんどなく、ツアーのある日は、早朝から準備に追われ、接待もあり、帰宅が遅くなった。しかも薄給であったが、店長をはじめ顧客にも認められるようにとがんばった。

母はSのがんばりを評価してくれていたが、仕事仲間の男性と交際を始めると、憤慨し、さらにはハンググライダーそのものに嫌悪感をも抱くようになった。「ハンググライダーに取りつかれて、あなたの人生も墜落ね」と冷ややかな言葉を浴びせ、夫に内緒で与えていた小遣いも打ち切った。それ以降、Sは家族との接触を避け、帰宅しても自室に篭るようになったが、免許を取得すれば家族も認めてくれるだろうと思っていた。

うつ病親和者の自立

先の症例Rが、表面的には大きな葛藤をみせずに、就労↓結婚↓出産という女性としての社会化の道を、いったんはたどったのに対し、この症例Sでは、社会的自立の段階で大きな課題を抱え込むことになりました。

メランコリー型への発達がメインストリームであった時代ならば、Sは不満を押し殺して父の意向を受け入れ、半ば花嫁修行として就職し、しかるべき時に、しかるべき相手と結婚するという収束に向かったのではないか、と推測されます。そして妻として、さらには母として、社会的自己を形成し、家庭という庇護的な空間を丹精こめて作り上げ、そのなかに落着きを見出すことになります。こうして中年期まで、うつ病発症のリスクは繰り延べられます。

ところがSの場合、いったん親の意向を受け入れたかにみえて、そこに安住することはできませんでした。このあたりには、現代の同調性気質者が抱えている生きづらさが見え隠れしています。

対照的に、Sの姉は、比較的マイペースでやりたいことをやり、親とぶつかることもままありましたが、就職したのちは、父の勧める相手と結婚し、夫が入り婿となって、家業を継ぐことになりました。仮にこの姉妹が気質の基盤を共有しているとするなら、姉の生き方には同調性の適応的な姿が見て取れます。この気質をもった者は、自立を目指しながらも、結果的には合体を志向します。出立しながら、ハイマート（故郷）に回帰するのです。

姉と比較すると、Sは自立に先立って、家庭への過剰な同一化がみられます。このことは、Sが同調性優位の個体として、自分の気質によって押し流されてしまわないために必要な、最小限の自己の芯を形成する機会に恵まれなかったことを意味するのかもしれません。あるいは早すぎた献身によって、「そのままでよい」という自己の肯定感を得られなかったのかもしれません。いずれにせよ、自立のための礎石を育んできませんでした。

いったん親の意向に従って就職したのち、Sはいささか遅きに失した自立を試みることになります。しかし、姉の場合とは異なり、それは回帰するあてのない出立でした。しかもSは親に逆らうという経験をしてきませんでした。ハングライダーへの転向は、相当に無謀なチャレンジだったと言わざるをえません。この地点で、うつ病の現代的な病理を考えるにあたって重要な要因が、すでにいくつか出揃っています。

OL生活、およびその路線の延長線上にあるものとしての結婚が、Sに一定の満足を与え、大人として落ち着かせるものではありませんでした。それは単に、親の敷いた路線に従わざるをえず、本来の自分の希望がかなえられなかったことによるものではありません。

ここで問題となってくるのは、現代の社会が、もはやそれほど強い意義を青年たちに与え返さないということです。何かミッションのようなものを与えてくれないのです。それゆえ彼らに残るのは、自分の希望が満たされた、あるいは満たされなかった、といった功利的な得失でしかありません。このことは、とりわけ対象との合体を志向する同調性優位の者にとっては、失調しやすい状況を構成しています。

逆にいえば、たとえその場の満足が与えられなくとも、自分が人に役立っていれば、あるいはやっていることに意義があれば、つらい状況にも存外耐えられるものです。というより、そう思うことができれば、彼らはむしろ粉骨砕身して取り組むのです。

Sが求めたのもそうした対象でした。旅先でハンググライダーに夢中になった時、彼女はそれを見出したように思ったのです。しかしそこに無理がありました。錯覚といってもよいでしょう。のちの経過が示すように、彼女にとっては本来のところ、せいぜい趣味にとどまるものが、仕事に、さらにはミッションに格上げされました。そしてそこに自分を与え返すものを求め、献身したのです。

あてはずれ・幻滅

好きで始めたことが、Sにとっては仕事になりました。こうした痛々しい自己確立の試みには、もう一つの側面があるのを忘れてはなりません。親に逆らってまで始めたことが、親に認めてもらうためのものになっています。これだけならまだしも、そこには、親はきっと私を認めてくれるだろう、あるいは認めてくれている、さらには認めてくれて当たり前、という甘い見通しがひそかに差し挟まれています。すなわちうつ病者の自己愛の病理です。

このように、Sの無謀な出立の試みには、すでにその時点で破綻的な要因が含みこまれており、やがて発症へとなだれ込んでいきます。

□症例S（承前）

ハングライダーに転向した翌年（X−一年）の春頃から、めまい・頭痛・肩こり・嘔気・嘔吐・下痢が頻発するようになり、体重も減少し始めた。夏になって交際相手と別れたが、その頃から、不眠も始まり、飲酒が増えた。九月、友人に勧められて内科クリニックを受診、「自律神経失調症」と診断され、抗不安薬が処方された。母は、Sが同僚と別れたことで態度を軟化させ、体調不良を気遣ってくれ、それもあってか、症状は緩和した。

その翌年（X年）の春、試験に合格して資格を取得。インストラクターになるにともない、仕事が増え、また人命を預かる責任を感じるようになった。また、年輩の非資格者を指導する立場になったことも重荷に感じた。そして努力を認めてくれるものと期待していた家族が、本人の予期に反してそっけなかったことが、何にも増して、Sを愕然とさせた。

まもなく、頭痛や消化器症状そして不眠が再燃し、さらに日内変動を伴う抑うつ気分、倦怠感、意欲低下が出現した。それでも繁忙期にさしかかったこともあり、責任感から無理を重ねた。

九月になると、ついに動けなくなり、休職を余儀なくされた。両親はこれで辞めるものと安堵して、いくらか態度を軟化させた。しかしSにはそのつもりはなく、むしろ両親が仕事に理解を示してくれたものと思い込み、そのこともあって、抑うつ気分はいくらか和らいだ。一方、倦怠感や身体症状に改善がないことから、十月、自らの希望で精神科クリニックに転医した。「うつ病」と診断され、抗うつ薬による薬物療法が開始された。

十二月、処方箋を近所の薬局にもっていこうとしたところ、母は「あそこはおしゃべりだからよそにしなさい」「近所中に言いふらされたらみっともない」と言って制止した。その言葉に、Sは「私が病気で恥ずかしいの」「どうして世間体ばかり気にするの」と応酬し、激しい口論になった。翌日、飲酒後に睡眠導入薬二十錠を過量服薬し、救急病院に搬送された。クリニックの主治医より入院治療を勧められ、そのまま精神科病院へ入院となった。

　こうしてSの自立の試みは、そのまま発病状況へと接続しました。家族の中で孤立し、そしていわゆる良家の子女にはきつい職場環境のなかにあって、しばらくのちには心身の不調に悩まされ始めます。しかし持前のがんばりで、何とかやりとおしました。彼女のがんばりを支えていたものがあったのです。

　父に対する意地もあったでしょうし、母が折にふれて陰で支えてくれていたこともあったでしょう。そして何より、資格取得という目標がありました。対象に対して一定の離隔をもちながら、それに向けて尽力するという形ができあがりました。うつ病親和者にとってその真価が最も発揮できるパターンです。

　しかしその期間は限られたものでした。まもなく彼女は資格を取得します。皮肉なことにここに落とし穴があります。達成したとたんに目標喪失＝対象喪失に陥るという、うつ病親和者が陥りやすいトラップにはまり込みました。そして資格者としての責任ある立場が待ち構えています。かつての昇進うつ病にいくらか似た状況がここにはあります。自立の試みはまったくのあてはずれに終わりました。

　ただ、Sにとって最もあてはずれであったのは、家族の反応でした。資格を取った彼女を受け入れてはくれませんでした。もし、家族がいくらかなりとも彼女のがんばりを認めてくれていたらどうだっただろうかと考える余地はあります。実際Sの努力は評価されてしかるべきものであるようにも思われます。しかしここでは置いておきましょう。

Sは決然と、厳しい父の激昂も跳ね返して、ハンググライダーの道を進みました。仕事も生易しいものではありませんでした。しかしこうした現実的な水準とは別のところで、家族はきっと自分を受け入れてくれるに違いない、と思い込んでいました。どこかで甘い期待を抱いていたのです。しかし予期に反して、家族はそっけない反応でした。この幻滅が、Sを発症へと最終的に追いやったのです。

自分は受け入れられているという甘い思い込みを抱きながら、その自覚がないこと、これはうつ病者の自己愛の特徴として、前章で示したところです。そしていったんあてはずれに直面すると、たちまち幻滅に陥ります。

ここで、成績不振に思い悩んだすえ、社長に辞表を提出したところ、「あずかりおく」と言われて落胆した中年男性の事例（症例K）のことを思い起こしてください。基本的な構図は、SとKでほとんど同一です。しかし臨床的に及ぼす射程は、まったく異なっています。

SもKも、あてはずれが発症の最終的な幕を切って落とすことになりました。しかしKはみずから治療を求め、入院して、速やかに回復しました。最後に少し揺れて、自己愛の傷が顔を出しましたが、スムースに現場に復帰していきました。発症と回復の二つのポイントで、幻滅は垣間見られたにすぎませんでした。あくまで局地的なものにとどまりました。

しかしSの場合、家族は受け入れてくれているという甘い認識が、繰り返し立ち現れます。少しでも家族が態度を軟化させると、自分は受け入れられているという幻想が頭をもたげ、症状さえ緩和するのです。

しかしいったん幻滅に立ち合うと、それは死の欲動を呼び起こすような起爆力をもつことになります。実際、幻滅は、心理的水準からメタサイコロジカルな次元へと突き抜けました。処方箋をよその薬局にもっていくように母にいわれたとき、その些細とも思える一言を契機に、Sは過量服薬に身をゆだねたのでした。

善のループと悪の排除

さて、入院したSは、主治医から対人関係療法と認知療法を取り入れたかかわりを受けました。中年事例のKと、若いSの自己愛が異なる点がもう一つあります。Sはある程度、みずからの精神力動を内省することができました。これは若い事例の特徴です。Sは、自分のなかに、認めてもらいたいという強い願望と、期待されているという思いがあること、そしてそのあてがはずれた時に、「自分は必要とされていない」という絶望に極端に振れてしまうことに気づくことができました。

しかし治療が軌道に乗り始めたと思われた矢先、Sは症状の改善と、長引いた場合の失職の可能性を理由に、退院を要求しました。おそらくは、しばしば精神療法過程でみられるように、関係が深まりかけたことがSの不安を惹起したのでしょう。とりわけ、その先には自分の悪い側面を主治医に見せなければならないという予期が、治療の持続を耐えがたいものとしたように思われます。

主治医は、まだまだ回復は十分でないと思いつつも、Sの強い希望に折れることになりました。ここには、これも前章で指摘したように、うつ病臨床でしばしばあらわれる〈善のループ〉が循環しています。患者の要求を受け入れないと悪いことをしているような、そんなポジションに治療者は知らぬ間に立たされているのです。

実は退院を要求するなかに、彼女のなかの〈悪〉の部分が表出されています。しかし、実際に治療の当事者になると、このことに気づくのはそれほど容易なことではありません。まさにそこにあるのに見逃されてしまうのです。しかしこの〈悪〉こそ、精神療法的な関与が必要なものだったのです。というのも、この強引な退院要求に含まれた悪は、まさに発病への決定的な一歩を踏み出した、ハングライダーへの転向の際に現れたものと同じものだからです。それまでは従順なかにしまい込まれていたものが、父への反逆のなかで、一気に噴出したものです。それまでは日の目を見ず、しかしいったん現れるや、本人にも、そして家族にも、どう取り扱ってよいかわからぬまま放置され、ついには発症に至らしめたものなのです。

しかしうつ病臨床では、悪は善/悪という二項対立のなかで捉えられ、それがもつ豊かな可能性が封殺されてしまいます。それは今みたように、Sにとっては自立を促すものでありながら、親子ともども手をこまねいてしまったものなのです。そしてその悪は、過量服薬という形で再度噴出し、入院へと導くものでしたが、そこでもまた〈よい患者-よい医者〉という表面的な関係、つまりは善のループから排除されてしまったのです。

「そのままでよい」という肯定

Sの回復がみかけのものに過ぎなかったことは、ほどなく明らかになります。退院後、Sは家族が温かく迎えてくれるものと思っていましたが、この甘い見通しのあてははずれます。職場への復帰を模索し始めたところ、父に「いい加減に目を覚ませ」と叱られ、その晩から不眠になり、まもなく抑うつ気分と身体症状が再燃しました。それでも諦めようとしないSに、普段は温厚な義兄がたまりかねて、「あれほど皆に心配をかけたのに何も分かっていない」と説諭しました。その夜、主治医が当直していることを病院事務に確認したうえで、抗うつ薬を約百錠過量服薬し、緊急搬送されました。

入院当初、Sはいままでになく聞き分けがなく、反抗的で退行的な態度をみせました。治療者の方も、裏切られたという陰性感情を強く喚起されました。つまり今度は一転して、悪のループが回り始めたのです。これは危険な兆候です。

悪への通路を塞がないことは、すでに前章で指摘したように、うつ病臨床では心がけてしかるべきことです。しかし、往々にして、その扱いが分からぬまま、放置されることがあります。これはSの家族のなかでなされてきたことと同じです。治療でも事情は変わらないとしたら、患者はまたあてはずれに立ち会います。さらにそこに、治療者の処理されない陰性感情が向けられると、破壊的な力を振るうことになります。うつ病が遷延化する際の古典的な二つのタイプ、ヒステリー化と、断念による反社会的な人格変化の淵源には、こうした絶望が核としてあるように思われます。

二度目の入院において、治療の転機となったのは、治療者がみずからの逆転移に気づいたことでした。つまりよい子としての患者の側面につい安心していたことが意識されたのです。それ以降、両者の間でより踏み込んだやりとりが可能になりました。

そして、ハングライダーを本当にやりたいのかということまで取り上げられるようになり、それに対してSは、自分の夢を潰した親への反撥があったこと、さらには空虚な日常を離れたいという願望があったことを語り始めました。また、ハングライダーでがんばれば認めてもらえるだろう、認めてもらいという気持ちが、前回と同様に語られましたが、今回はそこからさらに、「もっと甘えたかった」「もっと可愛がられたかった」という実のこもった感情が表出されました。最終的にSは、そのままでよいのだ、という展望を開きました。

退院後は一年ほど通院したのち、治療は終結し、それからさらに一年後、結婚の報告に元の治療者をおとずれました。

III　大きな物語の終焉

親の敷いた既定の路線に反逆したSの旅路は、ここにいたってようやく収束したようです。しかしその航路は、幾度も死の淵へと誘い込まれるような危険なものでした。幸いなことに、治療者は自分の逆転移に気づき、そしてSの悪と向き合うことができるほどの力量の持ち主でしたが、その彼にしても、治療は容易なことではなかったと聞きます。

Sのように、病前の適応がよかった事例が、こうした経過をたどることをみるにつけ、とりわけ若年事例では、うつ病臨床は楽観論に浸っているわけにはいかなそうです。

ここまでみたように、かつてのメランコリー型が性格防衛を獲得する地点で、若い人たちはつまずきます。ではどこが違うのでしょうか。

メランコリー型の発達史においても、社会的同一性を得ることは、それほど容易ではありません。飯田（一九七八）が指摘するように、一過性にせよ、神経症症状や身体化症状、あるいは非行や反逆などがしばしばみられます。彼らにおいても、青年期は危機的な様相をはらんだものであることには変わりないのです。

重要なことは、自立するということには、ある種の断念が含まれているということです。それは喪失をともなう出来事なのです。

われわれが大人になる時、それは何かと引き換えになされます。未成年や学生のように、半人前として大目に見られていたことがもはや許されませんし、一定の責任が伴うことになります。周囲も以前ほどサポートしてくれませんし、甘えるわけにもいかないかもしれません。そしてもう一度、今度は親のしつけではなく、社会の規範という制約が課せられ、いろいろなことを我慢しなければなりません。

さらに、こうした功利的な観点からの得失だけでなく、私たちの何かが、大人になるときに失われます。今はこの「何か」が何であるか、それについては、ここでは置いておきます。いずれにせよわれわれは、大きな犠牲を払って、社会に参入していくのです。

ではその代償は何でしょうか。先に、うつ病親和者の自立が合体的なものであることを指摘したことを思い起こしてください。つまり、社会化とともに与えられるのは、新たな一体化の幻想なのです。それは会社であり、家庭であり、あるいはまた別の、新たな幻想を与えてくれるものです。

ここに現実と幻想の微妙な関係があります。うつ病親和者が幻想を差し向けるのは、会社や家族という現実的な対象です。しかし彼らは、この対象との一体化につねに遅れをとるというあり方をします。まだまだ自分は十分ではない、というポジションです。

この遅れのなかに、断念の痕跡を読み取ることはそれほど難しいことではないでしょう。断念は遅れに転化されたのです。言い換えれば、根源的な絶望を、不全感ないし罪悪感に置き換えたのです。こうして彼らはメタサイコロジカルな絶望から免れることになります。

この遅れは、不全感の源であると同時に、この離隔のなかに、彼らは一体化の幻想を忍び込ませるのです。ここでも巧妙な転化がなされています。そして対象が現実的なものであるということによって、彼らの自己愛的な対象関係は、断念という絶望の痕跡を内包しつつも、適応的なものとなるのです。

失われた何か

では若年事例ではどうなるのでしょうか。メランコリー型では、自立によって何かを失うわけですが、その何かは新たな幻想によって代償されることになります。単純に考えると、もはやこの代償が与え返されないことが、問題のように思われます。

実際、Sの場合も、親の勧めに従った就職は、彼女が断念した夢を代償するものではありませんでした。一見するとあたりまえのように思われるかもしれませんが、これがあたりまえと感じられるとすれば、そこに社会の与える力の衰弱が読み取れます。大企業に就職するということが、もはや見返りにはならないのです。

ここでもまた、読みを功利的な水準にとどめないようにする必要があります。つまり、大企業への就職、およびその先にある結婚、出産というものが、アナウンサーになるという夢を捨てた代償にはならなかったというような計算では、Sの病理の理解には到底届きません。そうではなく、ここでの代償は、功利的なものを超えたレベルでの、失われた「何か」にかかわるものです。端的にいえば「それでよいのだ」という納得です。

ただし、最終的に納得するのは本人ですが、納得は外から到来するもの、つまりは社会が与えるものです。そこで機能していたのが「大きな物語」だったのです。

ポストモダンと呼ばれる現代においては、この「大きな物語」はすでに衰弱しています。ポストモダンという言葉を最初に明確に定義したのはフランスの哲学者、リオタール（Lyotard 1979）です。彼によると、それは戦後ヨーロッパの再建が完了する一九五〇年代の終わり頃から始まったものとされています。そしてこのポストモダン時代を特徴づけるのが「大きな物語の失墜」なのです。

「大きな物語」とは、「人類の進歩」や「プロレタリアートの解放」をはじめとして、「自由」という物語、「革命」という物語、「人間の解放」という物語、「精神の生」という物語です。それらは近代の人間にとって普遍的な価値を与えるものとして、理論と実践を正当化する役割を果たしてきたものなのです。

もはやかびくさい臭いさえしますが、しかしかつてはこうした物語が、われわれを方向づけ、統制していたのです。それは選び取るものではなく、帰依するものです。そして帰依した者に、「それでよいのだ」という承認を与え、その存在に意義を与えるのです。

Sに欠けていた何かとは、こうした承認や意義だったのでしょう。彼女は決して企業に適応できなかったのではありません。むしろ周囲からかわいがられ、またよい評価を得ていました。しかしそれだけでは彼女は落ち着きどころを見出せませんでした。大きな物語はすでに失墜していたのです。

ではSが当初の希望通り、アナウンサーの道に進んでいたらどうだったのでしょうか。あるいは旅先でたまたまハングライダーの魅力に取り付かれることがなかったとしたら。もちろんこうした想定に意味がないわけではありませんし、もしかしたらSは発病しなかったかもしれません。

ただし、こうした考え方は、再びわれわれを心理的水準に引き戻してしまいます。この心理という舞台がミスリーディングであるのは、自立もまた心理的な出来事とみなしてしまうからです。つまり、好きなことをやることなのだ、やりがいのある仕事を選ぶのだ、という次元に物事を落とし込んでしまうのです。

もちろんやりたいことを職業に選ぶことが問題だと言っているわけではありません。ただ、職業と趣味とは異なるということです。こういうと説教じみて聞こえますが、しかしプロになる以上は、当然のことではないでしょうか。たとえ好きな仕事を選ぼうとも、そこで「何か」を失うことには変わりはないのです。

Sの場合には、企業の仕事とまじめに取り組み、ハンググライダーの道もがんばりとおしました。それでも埋め合わせられない空虚感が、彼女のなかにあったのでしょう。

二度目の死

メランコリー型では、自立による喪失は、大きな物語の与える幻想によって埋め合わせると指摘しました。社会的同一性による代償がうまく機能していたのです。しかし、もはや物語は機能していないようです。

そうなると、もはや若者たちは、社会化する手前で立ち止まり、それを回避するでしょう。何かを失ってまで自立することはない、ということになります。

□症例T

初診時二十九歳　男性

三人同胞の末子として育つ。兄姉は大企業の管理職や大学教員などの要職につき、一定の社会的成功を達成している。本人は、大学卒業後も定職につかず、アルバイトをして生活していた。もともとやさしい性格で、彼一人が家に残り、病気がちの両親の世話をしていた。

そうこうするうちに、手先が器用で、几帳面でもあり、アルバイトでアクセサリーの製作を手がけるようになった。途中から、技術の習得のために専門学校に入り、そのかたわらインターネットで作品の取引をして、小遣いを捻出していた。親方衆からも見込まれるようになり、親からは卒業後は本格的にその道に進むように、強く言われていた。

ところが、卒業制作の発表の日に、不安発作を起こし、それを機に精神科クリニックに通院を始めた。二カ月後に希死念慮をともなう抑うつ状態となり、自ら入院を希望した。

入院したときには、すでに抑うつは目立たなかった。本人は「とりあえず入院してみたかった」と述べた。スタッフや他の患者と闊達につきあい、療養というより物見遊山という雰囲気を感じさせた。

ある日、集団療法に参加し、話題提供として、他の患者が自傷をする心境を知りたいものだと発言した。それに対しては、スタッフから不適切なものと指摘を受け、また他の患者の不興をかい、その日から数日間、失立・失歩となった。その後もしばしば病棟の規則が守れず、退院となった。

Sが自立を試み、そのなかで抑うつを発症していったのに対し、この事例にはそうした契機はほとんどみられません。やさしさや器用さを持ち合わせながらも、それを方向づけてくれるものを見出せず、自立する手前にとどまり続けています。

入院した折の様子をみると、いかにもぬけぬけとして、深刻味がなく、患者としての当事者意識が希薄であり、評論家といった佇まいでした。

しかし親から趣味を本業にするように諭されると、卒業制作の発表の日に不安発作を起こし、抑うつに飛び込んでいきました。また病棟でも、スタッフや他の患者の批判を受けると、たちまち転換症状を呈しました。

つまり社会という局面に立ち合うと、彼の自己は腰砕けになるのです。物事に正面からコミットすることをできるかぎり回避するスタイルをとりながらも、ときとしていきなり正面に立ってしまい、不安の一撃に見舞われるのです。いくらかTに肩入れするなら、正面に立ちすぎるのです。

たとえばメランコリー型の場合には、遅れと、そこに投入された幻想が、社会という現実との間に差し挟まれていました。メランコリー型に限らず、われわれは社会と何らかの形で折り合いをつけています。しかしTは社会への引っ掛かりどころを見出すことができず、局外者に留まり続けざるを得ないのです。

メランコリー型のあり方が正しいなどというつもりはありませんが、われわれは幻想を抱きつつ、しかし現実的に身を処していかねばなりません。夢を壊さず、かといって夢見てばかりいるわけにはいきません。

こうした夢と現実をうまく折り合わせてくれていたのが、かの「大きな物語」なのでした。ところが今はそれが機能していません。一生懸命コミットしても、応答してくれないのです。それはSの発症過程を通してつぶさにみてきたところです。大企業も、ハングライダーも、家族のなかで満たされなかったものを代償してくれませんでした。

Sの場合には、とことんまでコミットして発病するという、かつてのうつ病者の面影を残しています。しかし今や多くの青年が、そこまで行かない手前で引き返しています。最近のうつ病臨床で病前性格をたずねると、「熱しやすく醒めやすい」であるとか、「飽きっぽい」という答えがよく返ってきます。彼らは自分を気まぐれだと思っているのですが、よく聞いてみると、意外に真面目に取り組んでいることがわかります。むしろ対象の方が、彼らの尽力に与え返していないのです。Sのようにとことんまでやって潰れるところまではいかないのですが、コミットしてはしらけることを繰り返しているうちに、空虚感に苦しみ始めます。

さらに若い世代になると、初手から醒めてしまっていることもあります。そうなると、社会というものとまともに向き合わず、そのつどの部分的なかかわりに終始することになります。たとえばTの場合などは、それに該当するでしょう。彼らはもはや幻想を抱くことなく、社会とは、直接の満足をそこから引き出すものと考えているように思われます。

しかしこうした功利的な水準に徹して生きていくのも、そう容易なことではありません。とりわけうつ病親和者のように、対象とのかかわりのなかで、自分が生きる意義を引き出すことを必要としている人たちには、なんとも生きにくい世の中なのです。

もういちどTの病理をみてみましょう。彼の不安発作や転換症状は、自己本位的で部分的なかかわりしか持たなかった彼が、不意に、社会そのものの圧力を感じたときに、出現しました。いままで斜に構えるポジションを取り続けた彼が、いきなり社会の正面に立ち、忽然と不安に襲われたのでした。

社会の手前にある者の病理は、いったん社会のなかに参入した側からはなかなか理解しにくいものです。先ほどから「コミットする」とか、「かかわる」といった表現をしてきましたが、それらはいったん社会化した者に適用される言葉です。

社会の手前の手前にあって、そこからなかに入ろうとするとき、たとえて言うなら、大気圏に突入するときのような衝撃を受けるのではないでしょうか。言い換えれば、われわれは社会に入る際に、主体としての死を体験するのです。というのも、一度社会に入ってみなければ、それがどんなものかわかるべくもなく、われわれはそれとわからぬまま、一瞬にせよ、身を投げ出さなければならないからです。

この主体の死は、われわれの自己のなかのどこかに痕跡をとどめています。しかし社会化に成功すれば、この傷は、主体と社会を結ぶ紐帯となるのです。主体はまずは社会に帰依しなければなりませんが、いったん帰依した後は、その主体となるのです。

こうした主体の死から再生への転化を支えていたのが、大きな物語なのでした。しかしそれがいまや衰弱しているのです。投げ出した主体を受け止めるだけの力はもはやなく、投げ出そうとした主体は、死に直面したまま、宙吊りになってしまうのです。Tのように、投げ出すつもりはさらさらなくとも、不意に正面に立った者は、やはり死の不安に襲われるのです。

Ⅳ　おわりに――うつ病のメタサイコロジーに向けて

さて、ようやくメタサイコロジーに触れる場面がやってきました。うつ病の深層をめぐる探検も、最終盤にさしかかりました。

社会化の際に、主体はその死から再生へと転化すると、今しがた述べました。実は、このときに受けた傷が、主体のなかに痕跡として収まるとき、それはメタサイコロジカルな次元への壁となります。治った傷痕は傷への蓋となるのです。

ここで重要なことは、社会化の際の死は、二度目の死である、ということです。思い起こしてほしいのですが、メランコリー型の発達史の第一段階は、メタサイコロジカルな断念でした。すなわち、主体はかつて死んだのでした。これが一度目の死なのです。今は詳しく述べる余裕はありませんが、この原初の死は、メランコリー型に限らず、われわれ近代人の深層に横たわっています。

青年期に社会に参入する際、ドラマが再演されることになります。ここでほんの少しだけ、現代哲学風のいくらか逆説的な議論に耳を傾けてください。この二度目のドラマは、一度目を賦活します。これが青年期危機の危機たるゆえんなのです。

そして二度目が乗り越えられたとき、一度目と二度目の間に差異が作られます。この差異が、われわれの心的構造において、メタサイコロジカルな次元への距離を作り出すのです。そしてさらにもうひとひねりあります。

最初から一度目が確固としてあるのではありません。二度目の死が乗り越えられてはじめて、一度目が確定されるのです。メタサイコロジカルな次元が、本来の場に落ち着くのです。

こうしてみるとき、現代の若いうつ病者が、いかに危険と隣り合わせにあるか、理解できるのではないでしょうか。メタサイコロジカルな次元がすぐそこにあるのです。そしてそこには原初の断念がとぐろを巻いているのです。

二度目の死が乗り越えられていない事例では、容易にメタサイコロジカルな次元への蓋が開いてしまいます。Tは社会と向き合ったその瞬間に不安にみまわれ、抑うつを発症しました。Sは「みっともないから処方箋は別のところにもっていきなさい」と言われて、過量服薬に身をゆだねました。

うつ病者のメタサイコロジカルな次元には、断念以外のものも想定されます。クリステヴァ（Kristeva 1987）は『黒い太陽』という著書において、西欧絵画のなかに、メランコリーの系譜をたどりましたが、そのなかには第III部の扉や次頁に示すように、ホルバインの『死せるキリスト』とゴヤの『わが子を喰らうサトゥルヌス』が掲げられています。

『死せるキリスト』を観たときの衝撃は、このキリストはもはや決して復活しない、と思わせる、死のもたらす断絶です。「神よ、神よ、なにゆえ私を見捨てたまう」という悲痛な叫びさえ、そこにはありません。

『わが子を喰らうサトゥルヌス』では、一転して激しい動きのなかで、暴虐な父によって子は絶滅します。Tが一瞬垣間見たのはこれかもしれません。サトゥルヌスとはサターン、すなわち土星へと接続するのですが、土星とはまさにメランコリーの星なのです。

うつ病の根本気分が「罪悪感」とするなら、それもまた、こうしたメタサイコロジカルな次元からの呼びかけの残響でしょう。ではその淵源には何があるでしょうか。おそらく近代人の場合、それは、「大切なものを壊してしまった」というものでしょう。何かを殺害して、われわれは主体となったのです。それは神、王、あるいは父かもしれません。日本の場合には、むしろ母ではないでしょうか。母を汚した、母を苦しめた、など。

とはいえ、罪悪感にはまだ救いが残されています。大切なものを壊したということは、大切なものはあったのだ、ということです。もしかしたら、それは復元可能かもしれません。あるいは、負い目をもたされたことに恨みをもつかもしれ

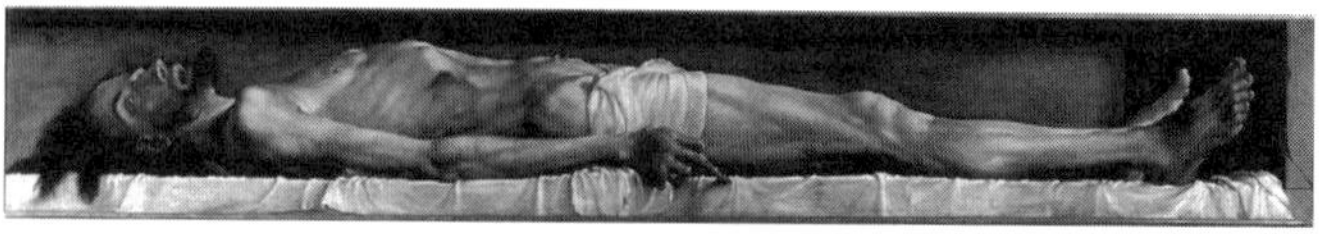

ホルバイン『墓の中の死せるキリスト』(Hans Holbein Der tote Christusim Grabe) 31×200 cm | バーゼル美術館

ません。しかしいつかは死しておのれを与えてくれたものに感謝の気持ちを抱くかもしれません。

しかし、もはや大切なものがどうあっても生き返らないとするならどうでしょうか。さらに一歩進めると、「大切なものなど最初からなかったのだ」という絶望に突き当たります。この断念には救いがありません。そこからの再生の展望が、まったく閉ざされています。

もしかしたら、現在の若年事例の根底には、こうした根本気分があるのかもしれません。それは罪悪感ではなく、空虚感と呼ぶほうがふさわしいでしょう。現代のうつ病者は、大きな物語の消滅以降をどう生きるのかという、人類が今まさに立ち会っている課題を背負っている尖兵たちなのかもしれません。それに対して、われわれ臨床家はどのような支援が可能なのか、本稿がいくらかなりともその端緒となるものであればと願います。

文　献

序　章

Akiskal, H. S. (1983): The bipolar spectrum: new concepts in classification and diagnosis. In Grinspoon L., ed. Psychiatry update, *The American Psychiatric Association Annual Review*. American Psychiatric Press: Washington, D. C.

Akiskal, H. S., Hirschfeld, R. M. A. & Yerevanian, B. I. (1983): The relationship of personality to affective disorders. A critical review. *Archives of General Psychiatry*. 40: 801-810.

American Psychiatric Association (1994): *Diagnostic and Statistical Manual of Mental Disorders*, 4th ed. American Psychiatric Association: Washington, D. C.

Angst, J. (1966): *Zur Ätiologie und Nosologie endogener depressiver psychosen*. Springer: Berlin.

Bleuler, E. (1922): Die Probleme der Schizoidie und der Syntonie. *Zeitschrift für die gesamte Neurologie und Psychiatrie*. 78: 373-420.

Freud, S. (1917): *Trauer und Melancholie*. (井村恒郎訳〈一九七〇〉『悲哀とメランコリー』フロイト著作集VI、人文書院：京都、一三七-一四九頁。

Gunderson, J. G. & Elliot, G. R. (1985): The interface between borderline personality disorder and affective disorder. *American Journal of Psychiatry*. 142: 277-288.

飯田眞（一九七八）「躁うつ病の状況論再説」『臨床精神医学』七、一〇三五-一〇四七頁

神田橋條治（二〇〇五）「双極性障害の診断と治療——臨床医の質問に答える」『臨床精神医学』三四：四七　-四八六頁

Kraus, A. (1977): *Sozialverhalten und Psychose Manisch-Depressiver*. Eine existenz- und rollenanalytische Untersuchung. Enke: Stuttgart.（A・クラウス〈一九八三〉『躁うつ病と対人行動――実存分析と役割分析』岡本進訳、みすず書房：東京）

Kretschmer, E. (1921): *Körperbau und Character*. Springer: Berlin.

Lange-Bostroem (1946): *Kurzgefasstes Lehrbuch der Psychiatrie*. Tieme: Leipzig.

Leonhart, K. I. (1957): *Aufteilung der endogenen Psychosen*. Akademie Verlag: Berlin

Minkowski, E. (1953): *La Schizophrénie*. Desclée de Brower: Paris（E・ミンコフスキー〈一九五四〉『精神分裂病――分裂性性格者及び精神分裂病者の精神病理学』村上仁訳、みすず書房：東京）

中井久夫（一九七四）「野口英世」宮本忠雄編『診断　日本人』日本評論社：東京

大前晋・内海健（二〇〇五）「うつ状態にみられる躁的因子――内因性の再評価」『臨床精神医学』三四、六〇五-六一三頁

大前普・内海健（二〇〇八）「大うつ病性障害」上島国利他編『気分障害』三五八-四〇一頁、医学書院：東京

Perris, C. (1966): A study of bipolar (manic-depressive) and unipolar recurrent depressive psychoses. *Acta Psychiatrica Scandinavica,* 42 (Suppl 194): 1-188.

Rümke, H. C. (1958): *Die klinische Differenzierung innerhalb der Gruppe der Schizophrenien*. Nervenarzt 29: 49-53.

下田光造（一九四一）「躁鬱病の病前性格に就いて」『精神神経学雑誌』四五、一〇一-一〇二頁

Schneider, K. (1962): *Klinische Psychopathologie,* 6 Aufl. Tieme: Stuttgart（平井静也・鹿子木敏範訳〈一九六三〉『臨床精神病理学』文光堂：東京）

Schulte, W. (1964): *Studien zur heutigen Psychotherapie*. Quelle & Meyer: Heidelberg（飯田眞・中井久夫訳〈一九六九〉『精神療法研究』医学書院：東京、新訳版〈一九九四〉岩崎学術出版社：東京）

Tellenbach, H. (1961): *Melancholie. Zur Problemgesichte, Endogenität, Typologie, Pathogenese und Klinik*. Springer: Berlin（第三版邦訳　H・テレンバッハ〈一九七八〉『メランコリー』木村敏訳、みすず書房：東京、第四版邦訳

H・テレンバッハ〈一九八五〉『メランコリー』改訂増補版、木村敏訳、みすず書房：東京）
津田均（二〇〇五）「うつとパーソナリティ」『精神神経学雑誌』一〇七：一二六八-一二八五頁
内海健（一九九七）「うつ状態」『臨床精神医学』二六、増刊号「精神神経疾患の状態像と鑑別」三九-四四頁
内海健（二〇〇六）『うつ病新時代——双極II型障害という病』勉誠出版：東京
Weitbrecht, H. J. (1947): Zur Psychopathologie der zyklothymen Depression. Arbeiten zur Psychiatrie, *Neurologie und ihren Grenzgebieten.* Kranz (ed.), pp. 139-158, Scherer: Willsbach/Heidelberg.

第1章

Arieti, S. (1974): *Affective disorders: Manic-depressive psychosis and psychotic depression.* American Handbook of Psychiatry, 2nd ed. Vol. III, Basic Books: New York, 449-490.
Akiskal, H. (1981): Sub-affective disorders, dysthymic, cyclothymic and bipolarII disorders in the borderline realm. *Psychiatric Clinics of North America.* 4, 25-46.
土居健郎（一九七七）『方法としての面接——臨床家のために』医学書院：東京
Freud, S. (1912): Totem und Tabu（西田越郎訳〈一九六九〉『トーテムとタブー』フロイト著作集III、人文書院：京都、一四八-二八一頁）
Freud, S. (1939): *Der Mann Moses und die monotheistische Religion.*（森川俊夫訳〈一九八四〉『人間モーセと一神教』フロイト著作集XI、人文書院：京都、二七一-三七六頁）
Gunderson, J. G. & Elliot, G. R. (1985): The interface between borderline personality disorder and affective disorder. *American Journal of Psychiatry,* 142: 277-288.
笠原嘉（一九七八）「うつ病（病相期）の小精神療法」『季刊精神療法』四、一一八-一二四頁
笠原嘉（一九九六）『軽症うつ病』講談社現代新書、講談社：東京
飯田眞（一九七八）「躁うつ病の状況論再説」『臨床精神医学』七、一〇三五-一〇四七頁

Lacan, J. (1966): Le séminaire sur 《La Lettre volée》. In *Ecrits.*, Seuil: Paris, 11-66
Parsons, T. (1951): Social structure and dynamic process: the case of modern medical practice. *The social system.* (Parsons, T.) Free Press: Glencoe, Ill. 428-479
Winokur, G. & Morrison, J. (1973): The Iowa 500: Follow-up of 225 Depressives. *British Journal of Psychiatry*, 123: 543-548

第2章

Akiskal, H. S. & Mallya G. (1987): Criteria for 'soft' bipolar spectrum: Treatment implications. *Psychopharmacol Bull.* 23: pp. 68-73.
安斎三郎・内藤宏樹・石田美穂予・村上みほ・瀬尾勲・金子靖・松本道枝：（一九七〇）「最近一三年間（昭和二八～四〇年）のうつ病の臨床検討——抗うつ剤導入前後の臨床的比較」『精神医学』一二、七〇三頁
Freud, S. (1917): *Trauer und Melancholie.*（井村恒郎訳〈一九七〇〉『悲哀とメランコリー』フロイト著作集VI、人文書院：京都、一三七-一四九頁）
Glatzel, J., & Lungershausen, E. (1968): Zur Frage der Residualsyndrome nach thymoleptisch behandelten cyclothymen Depressionen, *Arch. Psychiat. Neurol.*, 210; 437-446.
広瀬徹也（一九六七）「躁うつ病の経過に関する研究——治療との関連において」『精神神経学雑誌』六九、一九-三八頁
飯田眞（一九七八）「躁うつ病の状況論再説」『臨床精神医学』七、一〇三五-一〇四七頁
笠原嘉（二〇〇二）「薬物療法を補完する精神療法について——軽症うつ病を例に」ムードディスオーダー・カンファランス編、第三回ムードディスオーダー・カンファランス、八一-九一頁、星和書店：東京
Kraines, S. H. (1957): *Mental Depression and Their Treatment.* The Macmillan Company: New York（大原健士郎・岩井寛訳〈一九六七〉『うつ病の本態と療法』文光堂）
中島らも（二〇〇二）『心が雨漏りする日には』青春出版社：東京

Parsons, T. (1951): Social structure and dynamic process: the case of modern medical practice. *The social system.* (Parsons, T.), Free Press: Glencoe, Ill. 428-479.

Peters, U. H. & Glück, A. (1973): Die ausklingende endogene Depression und das Problem der chronischen Depression. *Chronische endogene Psychosen* (ed. by Kranz, H., & Heinrich, K. 〈1973〉) Thieme: Stuttgart.

第3章

Akiskal, H. S. (1996): The prevalent clinical spectrum of bipolar disorders: beyond DSM-IV. *Journal of Clinical Psychopharmacology* April 6 (2 Suppl 1): 4S-14S

American Psychiatric Association (1994): *Diagnostic and Statistical Manual of Mental Disorders,* 4th ed. American Psychiatric Association: Washington, D. C.

Dunner, D. L., Gershon, E. S., & Goodwin, F. K. (1970): Heritable factors in the severity of affective disorders. Scientific Proceedings in Summary Form. American Psychiatric Association, 123, 187-188.

松本雅彦（二〇〇〇）「精神病理学の〈たしなみ〉」『臨床精神病理』二一、二二五-二三〇頁

Schulte, W. (1964): *Studien zur heutigen Psychotherapie.* Quelle & Meyer: Heidelberg（飯田眞・中井久夫訳〈一九六九〉『精神療法研究』医学書院：東京、新訳版〈一九九四〉岩崎学術出版社：東京）

内海健（一九九七）「うつ状態」『臨床精神医学』二六、増刊号「精神神経疾患の状態像と鑑別診断」三九-四四頁

内海健・広瀬徹也（一九九五）「双極性障害と関連する人格」『精神科診断学』六、三八二-三九八頁

Von Zerssen, D. (1977): Premorbid personality and affective psychosis. In *Handbook of Studies on Depression* (ed. G. D. Burrows) Excerpta Medica: Amsterdam, 79-103.

第4章

阿部隆明・大塚公一郎・永野満・加藤敏・宮本忠雄（一九九五）「〈未熟型うつ病〉の臨床精神病理学的検討——構造力

動論（W. Janzarik）からみたうつ病の病前性格と臨床像」『臨床精神病理』一六、一三九-一四八頁

Akiskal, H. S., Djenderedjian, A. H., Rosenthal, R. H. & Khani, M. K. (1977): Cyclothymic disorder: Validating criteria for inclusion in the bipolar affective group. *American Journal of Psychiatry*. 134: 1227-1233.

Akiskal, H. S., Khani, M. K. & Scott-Strauss, A. (1979): Cyclothymic temperamental disorders. *Psychiatric Clinics of North America*. 2: 527-554.

Akiskal, H. S. (1981): Subaffective disorders: Dysthymic, cyclothymic and bipolar II disorders in the "borderline" realm. *Psychiatric Clinics of North America*. 4: 25-46.

Akiskal, H. S., Hirschfeld, R. M. A. & Yerevanian, B. I. (1983): The relationship of personality to affective disorders. A critical review. *Archives of General Psychiatry*, 40: 801-810.

Akiskal, H. S., Chen, S. E., Davis, G. C., Puzantian, V. R., Kashgarian, M. & Bolinger, J. M. (1985): Borderline: an adjective in search of noun. *Journal of Clinical Psychiatry*, 46: 41-48.

Akiskal, H. S. (1992a): Delineating irritable and hyperthymic variants of the cyclothymic temperament. *Journal of Personality Disorders*, 6: 326-342.

Akiskal, H. S. (1992b): The distinctive mixed states of bipolar I, II, and III. *Clinical Neuropharmacology*. 15, Suppl. 1, Pt. A.: 632-633.

American Psychiatric Association (1968). *Diagnostic and Statistical Manual of Mental Disorders*, 2nd ed. American Psychiatric Association: Washington, D. C.

American Psychiatric Association (1980). *Diagnostic and Statistical Manual of Mental Disorders*, 3rd ed. American Psychiatric Association: Washington, D. C.

American Psychiatric Association (1994). *Diagnostic and Statistical Manual of Mental Disorders*, 4th ed. American Psychiatric Association: Washington, D. C.

Andreasen, N. C., Grove, W. H., Endicott, J., Coryell, W. H., Scheftner, W. A. Hirschfeld R. M. A. & Keller, M. B.

(1988): The phenomenology of depression. *Psychiatrie et Psychobiologie*. 3: 1-10.

Andrulonis, P. A., Glueck, B. C., Stroebel, C. F. & Vogel, N. G. (1982): Borderline personality subcategories. *Journal of Nervous and Mental Disease*. 170: 670-679.

Angst, J. (1966): *Zur Ätiologie und Nosologie endogener depressiver psychosen*. Springer: Berlin.

Angst, J. & Perris, C. (1968): Zur Nosologie endogener Depressionen-Vergleich der Ergebnisse zweier Untersuchungen. *Archiv für Psychiatrie und Nervenkrankheiten*. 210: 373-386.

Angst, J. (1986): The course of major depression, atypical bipolar disorder, and bipolar disorder. In *New Results in Depression Research*. (ed. H. Hippius et al.). Springer: Berlin, 26-35.

Arieti, S. (1974). Affective disorders: Manic-depressive psychosis and psychotic depression. In *American Handbook of Psychiatry. 2nd Edition*. Vol. III. Basic Books: New York. 449-490.

Bleuler, E. (1922): Die Probleme der Schizoidie und der Syntonie. *Zeitschrift für die gesamte Neurologie und Psychiatrie*. 78: 373-420.

Cassano, G. B., Akiskal, H. S., Musetti, L., Perugi, G., Soriani, A. & Mignani, V. (1989): Psychopathology, temperament, and past course in primary major depression. 2. Toward a redefinition of bipolarity with new semistructured interview for depression. *Psychopathology*, 22: 278-288.

Cassano, G. B., Akiskal, H. S., Savino, M., Musetti, L. & Perugi, G. (1992): Proposed subtypes of bipolar II and related disorders: With hypomanic episodes (or cyclothymia) and with hyperthymic temperament. *Journal of Affective Disorders*. 26: 127-140.

Cohen, M. B., Baker, G., Cohen, R. A., Weigert, E. V. & Fromm-Reichmann, F. (1954): An intensive study of twelve cases of manic-depressive psychosis. *Psychiatry*. 17: 103-138.

Coryell, W., Endicott, J., Reich, T., Andreasen, N. C. & Keller, M. (1984): A family study of bipolar II disorder. *British Journal of Psychiatry*. 145: 49-54.

Coryell, W., Endicott, J., Andreasen, N. C. & Keller, M. (1985): Bipolar I, bipolar II, and nonbipolar major depression among the relatives of affectively ill probands. *American Journal of Psychiatry*. 142: 817-821.

Coryell, W., Endicott, J., Maser, J. D., Keller, M., Leon, A. C. & Akiskal, H. S. (1995): Long-term stability of polarity distinctions in the affective disorders. *American Journal of Psychiatry*. 152: 385-390.

Davidson, J. R. T., Miller, R. D., Turnbull, C. D. & Sullivan, J. L. (1982): Atypical depression. *Archives of General Psychiatry*. 39: 527-534.

Dunner, D. L., Gershon, E. S. & Goodwin, F. K. (1970): Heritable factors in the severity of affective disorders. *Scientific Proceedings in Summary Form/American Psychiatric Association*. 123: 187-188.

Dunner, D. L., Gershon, E. S. & Goodwin, F. K. (1976): Heritable factors in the severity of affective disorders. *Biological Psychiatry*. 11: 31-42.

Dunner, D. L. (1980): Unipolar and bipolar depression: recent finding from clinical and biological studies. In *Psychobiology of Affective Disorders*. (ed. J. Mendels, et al.) Karger: Basel.

Dunner, D. L. (1983): Sub-types of bipolar affective disorder with particular regard to bipolar II. *Psychiatric Developments*. 1: 75-86.

Endicott, J., Nee, J., Andreasen, N. Clayton, P., Keller, M. & Coryell, W. (1985): Bipolar II. Combine or keep separate? *Journal of Affective Disorders*. 8: 17-28.

Fromm-Reichmann, F. (1959): *Psychoanalysis and Psychotherapy*. The Unversity of Chicago Press: Chicago.

藤縄昭（一九七六）「両相性躁うつ病の長期経過と病前性格についての予備調査」『躁うつ病の精神病理１』笠原嘉編、弘文堂：東京、三〇-四六頁

Gershon, E. S., Hamovit, J., Guroff, J. J., Dibble, E., Leckman, J. F., Sceery, W., Targum, S. D., Nurnberger, J. I., Jr., Goldin, L. R. & Bunney, W. E., Jr. (1982): A family study of schizoaffective, bipolar I, bipolar II, unipolar, and normal control probands. *Archives of General Psychiatry,* 39: 1157-1167.

Gunderson, J. G. & Elliot, G. R. (1985): The interface between borderline personality disorder and affective disorder. *American Journal of Psychiatry*. 142: 277-288.

Gunderson, J. G. & Phillips, M. D. (1991): A current view of the interface between borderline personality disorder and depression. *American Journal of Psychiatry*. 148: 967-975.

Häfner, H. (1962): Struktur und Verlaufsgestalt manischer Verstimmungsphasen. *Jahrbuch für Psychologie, Psychoterapie und medizinische Anthropologie*. 9: 196-217.

平沢一（一九六二）「うつ病にあらわれる〈執着性格〉の研究」『精神医学』四、二二九-二三七頁

平沢一（一九六六）『軽症うつ病の臨床と予後』医学書院：東京

広瀬徹也（一九八七）「抑うつと悲哀」『異常心理学講座４』（土居健郎他編）二八七-三〇八頁、みすず書房：東京

飯田眞（一九七八）「「躁うつ病の状況論再説」『臨床精神医学』七、一〇三五-一〇四七頁

飯田眞（一九八三）「状況論」『躁うつ病』飯田眞編、国際医書出版：東京

笠原嘉（一九七六）「うつ病の病前性格について」『躁うつ病の精神病理１』笠原嘉編、一-二九頁、弘文堂：東京

Klein, D. F. & Fink, M. (1962): Psychiatric reaction patterns to imipramine. *American Journal of Psychiatry*. 119: 432-438.

Klein, D. F. & Davis, J. M. (1969): *Diagnosis and drug treatment of psychiatric disorders*. Williams & Wilkins: Baltimore.

Klein, D. N. & Depue, R. A. (1985): Obsessional personality traits and risk for bipolar affective disorder: An offspring study. *Journal of Abnormal Psychology*. 94: 291-297.

Koukopoulos, A., Reginaldi, D. Laddomada, P., Floris, G. Serra, G. & Tondo, L. (1980): Course of the manic depressive cycle and changes caused by treatment. *Pharmakopsychiatria*. 13: 156-167.

Kraepelin, E. (1913): *Psychiatrie*. 8. Aufl. Verlag von Johann Ambrosius Barth: Leipzig.

Kraus, A. (1977): *Sozialverhalten und Psychose Manisch-Depressiver. Eine existenz-und rollenanalytische Untersu-*

chung. Enke: Stuttgart（A・クラウス〈一九八三〉『躁うつ病と対人行動――実存分析と役割分析』岡本進訳、みすず書房：東京）
Kretschmer, E. (1921): *Körperbau und Character.* Springer: Berlin.
Leonhard, K. I. (1957): *Aufteilung der endogenen Psychosen.* Akademie Verlag: Berlin.
Levitt, A. J., Joffe, R. T., Ennis, J., MacDonald, C. & Kutcher, S. P. (1990): The prevalence of cyclothymia in borderline personality disorder. *Journal of Clinical Psychiatry.* 51: 335-339
Matussek, P. & Feil, W. B. (1983): Personality attributes of depressive patients. *Archives of General Psychiatry.* 40: 783-790.
Minkowski, E. (1953): *La Schizophrénie.* Desclée de Brower: Paris（E・ミンコフスキー〈一九五四〉『精神分裂病――分裂性性格者及び精神分裂病者の精神病理学』村上仁訳、みすず書房：東京）
宮本忠雄（一九九二）「躁うつ病における混合状態の意義――臨床精神病理学的検討」『臨床精神医学』二一、一四三三-一四三九頁
森山公夫（一九六八）「両極的見地による躁うつ病の人間学的類型学」『精神神経学雑誌』七〇、九二一-九四三頁
Perris, C. (1966): A study of bipolar (manic-depressive) and unipolar recurrent depressive psychoses. *Acta Psychiatrica Scandinavica.* 42 (Suppl 194): 1-188.
Peselow, E. D., Difiglia, C. & Fieve, R. R. (1991): Relationship of dose to antidepressant. Prophylactic efficacy. *Acta Psychiatrica Scandinavica.* 84: 571-574.
Pössl, J. & Zerssen, D. V. (1990): A case history analysis of the "Manic Type" and the "Melancholic Type" of premobid personality in affectively ill patients. *European Archives of Psychiatry and Clinical Neuroscience.* 239: 347-355.
Rifkin, A., Quitkin, F., Carrillo, C., Blumberg, A. G. & Klein, D. F. (1972). Lithium carbonate in emotionally unstable character disorders. *Archives General Psychiatry.* 27: 519-523.

Rihmer, Z., Barsi, J., Arato, M. & Demeter, E. (1990): Suicide in subtype of primary major depression. *Journal of Affective Disorders*. 18: 221-225.

Schneider, K. (1923): *Die Psychopathischen Personlichkeiten*. Franz Deuticke: Wien.

下田光造（一九四一）「躁鬱病の病前性格に就いて」『精神神経学雑誌』四五、一〇一-一〇三頁

下田光造（一九五〇）「躁鬱病に就いて」『米子医学雑誌二』一-二頁

Specht, G. (1903): Über die klinische Kardinalfrage der Paranoiä. Zentralblatt für Nervenheilkunde und Psychiatrie XXVIII t. XVI: 595.

Stone, M. H. (1979): Contemporary shift of the borderline personality concept from a subschizophrenic disorder to a subaffective disorder. *Psychiatric Clinics of North America*. 2: 577-594.

Tellenbach, H. (1961): *Melancholie. Zur Problemgeschichte, Endogenität, Typologie, Pathogenese und Klinik*. Springer: Berlin. …2. Aufl. 1974, 3. Aufl. 1976, 4. Aufl. 1983（第三版邦訳　H・テレンバッハ〈一九七八〉『メランコリー』木村敏訳、みすず書房：東京、第四版邦訳　H・テレンバッハ〈一九八五〉『メランコリー』改訂増補版、木村敏訳、みすず書房：東京）

Tellenbach, H. (1965): Zur situationspsychologischen Analyse des Vorfeldes endogener Manien. *Jahrbuch für Psychologie, Psychoterapie und medizinische Anthropologie*. 12: 174-191.

Von Zerssen, D. (1977): Premorbid personality and affective psychosis. In *Handbook of Studies on Depression*. (ed. G. D. Burrows), 79-103, Excerpta Medica: Amsterdam.

Von Zerssen, D. (1982): Personality and affective disorders. In *Handbook of Affective Disorders*. (ed. E. S. Paykel), 212-228, Churchill Livingstone: Edinburgh.

Von Zerssen, D. & Pössl, J. (1990). The premorbid personality of patients with different subtypes of an affective illness. Statistical analysis of blind assignment of case history data to clinical diagnoses. *Journal of Affective Disorders*. 18: 39-50.

Von Zerssen, D. (1991): Zur pramorbiden Personlichkeit des Melancholikers. In *Depressionkonzepte heute*. (ed. Ch. Mundt et al.) 76-94, Springer: Berlin

Von Zerssen, D., Tauscher, R. & Pössl, J. (1994): The relationship of premorbid personality to subtype of an affective illness. A replication study by means of an operationalized procedure for the diagnosis of personality structures. *Journal of Affective Disorders*. 32: 61-72.

Weiss, E. (1944): Clinical aspects of depression. *Psychoanalytic Quarterly*. 13: 445-461.

White, W. A. (1936): Personality, psychogenesis, and psychosis. *Journal of Nervous and Mental Disease*. 83: 645-660.

Winokur, G. Clayton, J. & Reich, T. (1969): *Manic depressive illness*. C. V. Mosby Co: St. Louis.

Zanarini, M. C., Gunderson, J. G. & Frankenburg, F. R. (1989) Axis I phenomenology of borderline personality disorder. *Comprehensive Psychiatry*. 30: 149-156.

第5章

阿部隆明・大塚公一郎・永野満・加藤敏・宮本忠雄（一九九五）「〈未熟型うつ病〉の臨床精神病理学的検討――構造力動論（W. Janzarik）からみたうつ病の病前性格と臨床像」『臨床精神病理』一六、二三九-二四八頁

Abraham, K. (1953): Note on the Psycho-analytical Investigation and Treatment of Manic-depressive Insanity and Allied Conditions. In *Selected Papers on Psychoanalysis*. Basic Books: New York（下坂幸三訳〈一九九三〉『アーブラハム論文集』岩崎学術出版：東京）

Akiskal, H. (1999): Comorbidity and the Dark Side of Temperament. World Psychiatric Association: *Current Opinion in Psychiatry*. vol. 12, suppl., 1 (XI World Congress of Psychiatry Hamburg, Abstract Book Volume1, 133.

Arieti, S. (1974): Affective disorders: Manic-depressive psychosis and psychotic depression. *American Handbook of Psychiatry,* 2nd ed. Vol. III, 449-490, Basic Books: New York.

Beck, A. (1967): *Depression —— cause and treatment.* University of Pennsylvania Press: Philadelphia.

Cohen, M. B. (1954): Baker, G., Cohen, R. A., Weigert, E. V. & Fromm-Reichmann, F.: An intensive study of twelve cases of manic-depressive psychosis. *Psychiatry* 17: 103-138.

土居健郎（一九六六）「うつ病の精神力学」『精神医学』八、九七八-九八一頁

土居健郎（一九七七）『方法としての面接——臨床家のために』医学書院：東京

Freud, S. (1917): *Trauer und Melancholie.*（井村恒郎訳〈一九七〇〉『悲哀とメランコリー』フロイト著作集VI、人文書院：京都、一三七-一四九頁）

Freud, S. (1924): *Neurose und Psychose*（加藤訳〈一九五五〉『神経症と精神病』フロイド選集X、日本教文社：東京、一七五-一八二頁）

Gabbard, G. (1994): Psychodynamic Psychiatry in Clinical Practice: *The DSM-IV edition,* American Psychiatric Press: Washington, D. C.

Gantrip, H. (1962): The Manic-Depressive Problem in the Light of the Schizoid Process. *International Journal of Psychoanalysis,* 43: 98-112.

広瀬徹也（一九七七）「〈逃避型抑うつ〉について」宮本忠雄編『躁うつ病の精神病理２』弘文堂：東京

Jacobson, E. (1971): *Depression—Comparative Studies of Normal, Neurotic, and Psychotic Conditions.* International University Press.: New York（牛島定信他訳〈一九八三〉『うつ病の精神分析』岩崎学術出版：東京

笠原嘉（一九七八）「うつ病（病相期）の小精神療法」『季刊精神療法』四、一一八-一二四頁

笠原嘉・木村敏（一九七五）「うつ状態の臨床分類に関する研究」『精神神経学雑誌』七七、七一五-七三五頁

木村敏（一九七六）「いわゆる〈鬱病性自閉〉をめぐって」笠原嘉編『躁うつ病の精神病理１』弘文堂・東京、九一-一一六頁

Kranz, H. (1955): Das Thema des Wahns im Wandel der Zeit. Fortschr. *Neurol. Psychiat.,* 23; 58.

宮本忠雄（一九七八）「現代社会とうつ病」『臨床医』六八、一七七一-一七七三頁
白波瀬丈一郎（一九九七）「精神分析療法──自己愛的対象関係をインターフェイスとして」笠原嘉・松下正明・岸本英爾編『感情障害──基礎と臨床』朝倉書店：東京、四一五-四二〇頁
Schulte, W. (1964): *Studien zur heutigen Psychotherapie.* Quelle & Meyer: Heidelberg（飯田眞・中井久夫訳〈一九六九〉『精神療法研究』医学書院：東京、新訳版〈一九九四〉岩崎学術出版社：東京）
Steiner, J. (1993): *Psychiatric Reteats.* Hogarth Press: London（衣笠隆幸監訳〈一九九八〉『こころの退避』岩崎学術出版社：東京）

第6章

土居健郎（一九六六）「うつ病の精神力学」『精神医学』八、九七八-九八一頁
Freude, S. (1917) *Trauer und Melancholie.*（井村恒郎訳〈一九七〇〉『悲哀とメランコリー』フロイト著作集VI、人文書院：京都、一三七-一四九頁）
飯田眞（一九七八）「躁うつ病の状況論再説」『臨床精神医学』七、一〇三五-一〇四七頁
Lyotardl, J.-F. (1979): *La condition postmoderne.* Les éditions de Minuit: Paris（小林康夫訳〈一九八六〉『ポストモダンの条件』書肆風の薔薇：東京）
Kristeva, J. (1987): *Soleil noir: dépression et mélancholie.* Gallimard: Paris（西川直子訳〈一九九四〉『黒い太陽──抑鬱とメランコリー』せりか書房：東京）

あとがき

近代以降、私たちはつねに自然科学の侵食を受けています。ここで私が科学というのは、通俗的なもののことであり、諸天才の創造したものではありません。その基本骨格をなすのは、無味乾燥な物質と、それを観測する無色透明な主観です。こうして生命的な領域が干上がります。さらに深刻なことに、そのことは、生命的なものを母胎として生まれてくる心と身体が押しつぶされることを意味しています。古代ギリシアから受け継がれてきたメランコリーは、一九世紀にほぼその命脈がつきました。単純な対比になりますが、メランコリーでは生命的なものの横溢があるのに対し、うつ病、それもとくに二〇世紀の後半に臨床の主役となった軽症うつ病では、逆に生命が枯渇しているように思われるのです。さらにそこに、うつ病を語る言葉がかさかさと乾いた音をたてるようなものだとしたら、臨床の場が本当に干上がってしまうのではないでしょうか。

こうした問題意識を背景にして、九〇年代の後半あたりから、筆者はうつ病についてのいくつかの論考を提出してきました。その際、東大分院時代に培った精神病理学の叡智を呼び起こし、そこに投入しました。生物学にも心因論にもできるかぎり還元せず、うつ病そのものを臨床の場で思考しようと試みたのです。

二〇〇一年に分院が消滅してから、もう随分歳月がたちましたが、その後もその精神は私のなかで息づいています。日頃からインスパイアしてくれる松浪克文、津田均、大前晋をはじめとして、同門の諸氏には、紙面をかりて御礼申し上げます。また帝京大学の同僚、とくに若手の奮闘からは、よい臨床的刺激を受けました。医療環境が厳しいなかでの勇敢な取り組みに敬意を表します。

以下に各章の初出を示します。第四章は広瀬徹也先生との共著ですが、今回の出版に際して、単著としての体裁を取ることを快諾してくださいました。心より御礼申し上げます。

第1章・第5章「精神療法による介入」（二〇〇四）松下正明総編集、神庭重信編集『気分障害の臨床学――初診から治療終了まで』新世紀の精神科治療2、中山書店、一〇〇-一三八頁

第2章「うつ病の慢性様態からの離脱可能性について――精神病理学的回復過程論の試み」（二〇〇四）『精神神経学雑誌』一〇六：一〇〇五-一〇一五頁

第3章「双極II型障害の臨床」（一九九九）『治療の聲』四、二六七-二七八頁

第4章「双極性障害と関連する人格」（一九九五）『精神科診断学』三八三-三九八頁

本書の作成にあたっては、誠信書房の松山由理子さんに大変お世話になりました。柄にもなく「ですます調」で論じたのは、彼女の熱意によるものです。この場をかりて御礼申し上げます。

平成二〇年五月　石神井川の緑が萌えたつころ

著者紹介

内 海　健（うつみ　たけし）

1955 年　東京都生まれ
1979 年　東京大学医学部卒業
2001 年　帝京大学医学部精神神経科学教室助教授
現　在　東京藝術大学保健管理センター准教授
（専攻　精神病理学）
著　書　『スキゾフレニア論考——病理と回復へのまなざし』星和書店　2002,『「分裂病」の消滅——精神病理学を超えて』青土社　2003,『精神科臨床とは何か——日々新たなる経験のために』星和書店　2005,『うつ病新時代——双極II型障害という病』勉誠出版　2006,『パンセ・スキゾフレニック』弘文堂　2008

うつ病《びょう》の心理《しんり》
——失われた悲しみの場に

2008 年 6 月 20 日　第 1 刷発行
2010 年 1 月 20 日　第 3 刷発行

著　者　内 海　健
発行者　柴 田 敏 樹
印刷者　田 中 雅 博

発行所　株式会社　誠 信 書 房
〒112-0012 東京都文京区大塚 3-20-6
電話　03（3946）5666
http://www.seishinshobo.co.jp

創栄図書印刷　協栄製本　落丁・乱丁本はお取り替えいたします
検印省略　無断で本書の一部または全部の複写・複製を禁じます

ISBN978-4-414-42919-0　C3047

知っておきたい
精神医学の基礎知識
サイコロジストとコ・メディカルのために

ISBN978-4-414-42860-5

上島国利・上別府圭子・平島奈津子編

医療，保健，福祉の臨床現場で働くサイコロジストやコ・メディカルに必要な精神医学の基礎知識を，コンパクトにわかりやすくまとめたガイドブック。精神疾患はもちろん，診断学，症状学，治療法，処方薬の効能や禁忌，関連法と制度やチーム医療の在り方など，「これだけはぜひ知っておきたい基礎知識」を網羅している。現在の臨床現場で欠かすことのできない最新の薬の知識など，単なる理論の紹介や学問の流れではなく，実践現場でいかに役立つかに重点をおいて編集されている。また本文の随所に掲載の「コラム」は，患者や家族への接し方なども実例を挙げて解説しており，興味を持って読み進むことができる内容となっている。

目次

A5判並製　定価(本体3800円+税)

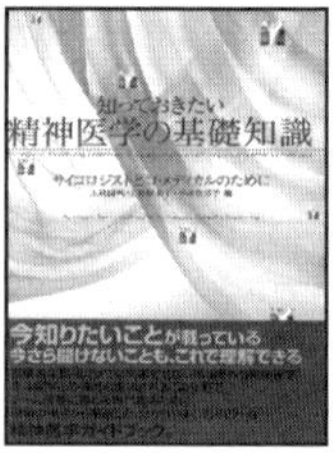
